Md Arif Billah
Md. Nuruzzaman Haque

Diferenciais no nível de envelhecimento ativo

Md Arif Billah
Md. Nuruzzaman Haque

Diferenciais no nível de envelhecimento ativo

Um estudo sobre as pessoas idosas na cidade de Rajshahi, no Bangladesh

ScienciaScripts

Imprint

Any brand names and product names mentioned in this book are subject to trademark, brand or patent protection and are trademarks or registered trademarks of their respective holders. The use of brand names, product names, common names, trade names, product descriptions etc. even without a particular marking in this work is in no way to be construed to mean that such names may be regarded as unrestricted in respect of trademark and brand protection legislation and could thus be used by anyone.

Cover image: www.ingimage.com

This book is a translation from the original published under ISBN 978-620-7-47285-7.

Publisher:
Sciencia Scripts
is a trademark of
Dodo Books Indian Ocean Ltd. and OmniScriptum S.R.L publishing group

120 High Road, East Finchley, London, N2 9ED, United Kingdom
Str. Armeneasca 28/1, office 1, Chisinau MD-2012, Republic of Moldova, Europe
Printed at: see last page
ISBN: 978-620-7-99310-9

Conteúdo

Dedicado àqueles que mais me amaram e inspiraram... Os meus pais, o meu supervisor respeitoso e os meus amigos...

inspiraram... Os meus pais, o meu supervisor

RECONHECIMENTO

Em primeiro lugar e acima de tudo, exprimo a minha sincera gratidão e reconhecimento a Deus Todo-Poderoso por me ter dado força, coragem, paciência, capacidade e resistência para concluir este trabalho de investigação. Expresso também a minha gratidão aos meus pais, que me ajudaram em todos os cantos e recantos.

Estou em dívida para com o meu honorável e reverendo supervisor, Dr. Md. Nuruzzaman Haque, Professor, Departamento de Ciências da População e Desenvolvimento de Recursos Humanos, Universidade de Rajshahi, Bangladesh, pela sua disponibilidade para me aceitar como estudante de investigação e supervisionar este trabalho com a sua incansável paciência e atenção.

Quero exprimir a minha profunda gratidão ao honorável Presidente e a todos os respeitáveis professores deste Departamento pela sua agradável cooperação, sugestões e encorajamento para completar este trabalho de investigação.

Gostaria de estender os meus agradecimentos a todos os meus amigos pela sua ajuda durante o trabalho de investigação. Agradeço também a todos os meus simpatizantes pela sua ajuda e encorajamento durante a realização deste trabalho de projeto.

Por último, exprimo a minha sincera e sentida gratidão aos meus reverendos e afectuosos pais e ao meu irmão mais novo pelo seu amor, carinho, encorajamento e inspiração durante todo o período da minha vida de estudante.

Em suma, sou o único responsável pelas falhas e pelos erros, se os houver, e peço desculpa por isso.

Departamento de Ciências da População e O   Autor
Desenvolvimento dos recursos humanos
Universidade de Rajshahi

RESUMO

O envelhecimento da população é uma questão global já sentida por muitos países desenvolvidos e, recentemente, pelos países em desenvolvimento. Devido ao aumento da esperança de vida, à melhoria das instalações médicas e de saúde, à modernização, o Bangladesh registou recentemente uma rápida mudança na transição demográfica, bem como o desafio mais comum, o envelhecimento da população. A Organização Mundial de Saúde (OMS) estabeleceu um quadro teórico de política de envelhecimento ativo para formalizar políticas e programas sobre o envelhecimento crescente da população no mundo. O Bangladesh tornou-se uma sociedade envelhecida e a percentagem da população idosa está a aumentar indubitavelmente, pelo que é necessário conhecer claramente o nível de envelhecimento ativo e os seus factores determinantes.

Com base no quadro político do envelhecimento ativo da OMS, este estudo visa determinar os factores do envelhecimento ativo e estimar o nível de envelhecimento ativo das pessoas idosas. Identifica também a relação e a associação do envelhecimento ativo com as caraterísticas pessoais e sociodemográficas.

Para investigar os diferenciais prevalecentes e os factores associados ao envelhecimento ativo das pessoas idosas, foram utilizados dados de um projeto em curso intitulado "Qualidade de vida e envelhecimento ativo das pessoas idosas na cidade de Rajshahi, no Bangladesh", realizado no Departamento de Ciências da População e Desenvolvimento de Recursos Humanos da Universidade de Rajshahi. Este estudo incluiu 700 pessoas idosas (com 60 anos ou mais). Foi realizada uma análise exploratória de factores para encontrar factores determinantes do envelhecimento ativo e, consequentemente, foi calculado um índice para o nível de envelhecimento ativo (LAA - varia de 1 a 100). Também foram utilizados o teste t de amostras independentes e o teste do qui-quadrado para testar as diferenças no nível de envelhecimento ativo em relação às caraterísticas sociodemográficas.

No contexto cultural da cidade de Rajshahi, a análise exploratória de factores (KMO= 0,889, p<0,001) encontrou seis factores (que explicam 62,737% da variação total) das 27 variáveis indicadoras para ambos os sexos que são diferentes do modelo da OMS. Com base nos factores determinantes, foi estimado o nível de envelhecimento ativo (0<LAA<100). O índice médio de envelhecimento ativo medido a partir desses factores é muito baixo na cidade de Rajshahi (45,20), variando entre 10,04 e 84,88. O estudo mostrou que o nível de envelhecimento ativo está positivamente relacionado com o nível de felicidade (0,444) e o índice ADL (0,692), exceto a idade (-0,432) em anos. O estudo indicou que o nível médio de envelhecimento ativo dos homens (48,30) é superior ao das mulheres (42,05), mais especificamente no nível superior de envelhecimento ativo (homens=65,07, mulheres=61,80). O estudo revela que as variáveis sociodemográficas (ou seja, grupo etário, nível de escolaridade, estado civil, número de doenças e nível de felicidade) estão significativamente associadas ao nível de envelhecimento ativo.

O nível de envelhecimento ativo na cidade de Rajshahi é muito baixo e tem de ser melhorado. São necessários diferentes indicadores para avaliar corretamente a situação dos idosos, em especial das mulheres. Para aumentar o nível de envelhecimento ativo, a política deve centrar-se na saúde e nas instalações médicas, na vida social e na perspetiva pessoal (física e psicológica) dos idosos, tanto do sexo masculino como do feminino.

Palavras-chave: Envelhecimento ativo, Pessoas idosas, Análise exploratória de factores, Bangladesh

CAPÍTULO I

INTRODUÇÃO

1.1 Introdução

A população mundial é o poder de todas as actividades quando são activas nos sectores económico, social, político e de tomada de decisões e em todos os outros aspectos dos atributos diários considerados aspectos cronológicos do curso de vida. Na maioria dos países, o envelhecimento é considerado um aumento da duração da vida, com encargos crescentes, e o envelhecimento da população mundial está a aumentar rapidamente (OMS). O envelhecimento da população é um dos maiores triunfos da humanidade, bem como uma desgraça tanto para os países em desenvolvimento como para os países desenvolvidos. Nos países desenvolvidos, o envelhecimento já tinha sido encontrado e enfrentava desafios resultantes da relação entre o envelhecimento e outros sectores económicos, políticos e administrativos (World Population Ageing 2017 - Highlights, 2017). Um dos nossos maiores desafios é reduzir os factores de mortalidade e morbilidade e conseguir uma vida longa e de qualidade. À medida que entramos no século XXI, o envelhecimento global irá colocar exigências económicas e sociais acrescidas a todos os países. Ao mesmo tempo, as pessoas idosas são um recurso precioso, muitas vezes ignorado, que dá um contributo importante para o tecido das nossas sociedades (OMS, 2002).

Sendo um país em desenvolvimento, a maior parte dos nossos decisores políticos preocupam-se com a reprodução e os jovens adultos para garantir o crescimento e a economia do país e a população idosa continua a ser ignorada. Devido a uma enorme transição demográfica, o país está a enfrentar um problema grave de envelhecimento. A transição demográfica do Bangladesh está a melhorar à medida que a qualidade de vida das pessoas, especificamente a população idosa, as instalações médicas ou de saúde modernizadas e acessíveis a todo o tipo de pessoas e a sensibilização para as doenças crónicas aumentam. No entanto, as doenças não transmissíveis são altamente prevalecentes na população idosa (OMS, 2002). A artrite, a úlcera, a tensão arterial elevada, a diabetes e a catarata têm uma prevalência mais elevada e as doenças comuns como a diabetes, a catarata, as doenças de pele e a artrite têm uma prevalência mais elevada nos idosos do sexo feminino do que nos do sexo masculino. Mas no caso da PA, da úlcera e da incapacidade, a prevalência é mais elevada nos idosos do sexo masculino do que nos do sexo feminino (BBS, 2014). O custo estimado da população idosa é mais elevado do que o de qualquer outra idade e os idosos rurais são mais ignorados do que os idosos não urbanos (BDHS, 2015).

A esperança de vida da população mundial está a aumentar de dia para dia, tal como a população idosa. O resultado das melhorias nas instalações de saúde e da diminuição do nível de mortalidade é contrabalançado pelo aumento da esperança de vida, o que será o fator resultante do envelhecimento. (OMS, 2002; World Population Ageing 2017 - Highlights, 2017). O envelhecimento da população é definido em Active Ageing: A policy Framework, 2002; como o aumento da percentagem da população idosa em relação à percentagem da população jovem devido ao aumento da esperança de vida resultante da melhoria das instalações de saúde, juntamente com o declínio da mortalidade e a redução da fertilidade. (OMS, 2002). Mais uma vez, a diminuição das taxas de fertilidade e o aumento da longevidade assegurarão a continuação do envelhecimento da população mundial, o que contribuirá para o envelhecimento global. De acordo com as Nações Unidas (ONU), a população é a bênção de uma nação quando está ativa em diferentes sectores da sociedade e a

Organização Mundial de Saúde defende que os países podem dar-se ao luxo de envelhecer se os governos, as organizações internacionais e a sociedade civil adoptarem políticas e programas de envelhecimento ativo que melhorem a saúde, a participação e a segurança dos cidadãos mais velhos, devendo estas políticas e programas basear-se nos direitos, necessidades, preferências e capacidades dos idosos. Estas políticas e programas devem basear-se nos direitos, necessidades, preferências e capacidades das pessoas idosas. Devem também adotar uma perspetiva de ciclo de vida que reconheça a importante influência de uma esperança de vida mais precoce na forma como os indivíduos envelhecem.

1.2 Antecedentes

Geralmente, a velhice é considerada como experiência, sucesso e respeito, bem como como fardo, incapacidade e fragilidade, tanto nos países desenvolvidos como nos países em desenvolvimento. Entre as três fases sucessivas ao longo do curso de vida, conhecidas como tripartição da vida, a última parte da vida é o repouso, considerado como dependência, declínio, perda e que é o envelhecimento das pessoas. (Godfrey & Denby, 2004; Godfrey & Townsend, 2008). Mas isto já não é viável no contexto da evolução demográfica e surgiu o conceito de Envelhecimento Ativo, estabelecido com base na teoria da atividade, centrado na participação contínua dos adultos mais velhos na sociedade (Boudiny & Mortelmans, 2011). A interpretação do envelhecimento ativo é principalmente enquadrada na contribuição económica, mas também é possível envelhecer ativamente e contribuir com os seus valores na sociedade em actividades de bem-estar social, voluntariado, prestação de cuidados e apoio a organizações de serviços sociais, como vemos amplamente o conceito. O envelhecimento ativo deve ser uma estratégia abrangente para maximizar a participação e o bem-estar à medida que as pessoas envelhecem, que opere simultaneamente ao nível do estilo de vida individual, da gestão organizacional e das políticas sociais e em todas as fases do curso de vida. (OMS, 2002; Boudiny & Mortelmans, 2011; Walker, 2002).

1.2.1 Conceito de envelhecimento ativo

Um estudo que explica a origem do Envelhecimento Ativo, diferencia a definição de envelhecimento ativo no contexto de uma perspetiva estreita e ampla. (Boudiny & Mortelmans, 2011). A perspetiva alargada do envelhecimento ativo inclui actividades de lazer em casa e na família, lazer ativo e actividades físicas e cognitivas quotidianas, juntamente com trabalho produtivo remunerado e não remunerado. (Boudiny & Mortelmans, 2011; Sidorenko & Zaidi, 2013).

Centrando-se nas actividades produtivas das pessoas idosas, a Organização para a Cooperação e Desenvolvimento Económico (OCDE) define o envelhecimento ativo como "*a capacidade das pessoas, à medida que envelhecem, de levar uma vida produtiva na sociedade e na economia*". Mas a definição ignora as actividades de promoção da saúde e de bem-estar social com capacidade para uma vida autónoma.

Na União Europeia (UE), a Comissão Europeia adoptou as definições mais recentes de envelhecimento ativo para o Ano Europeu do Envelhecimento Ativo e da Solidariedade entre Gerações 2012: "*Envelhecimento ativo significa envelhecer com boa saúde e como membro de pleno direito da sociedade, sentindo-nos mais realizados no nosso trabalho, mais independentes na nossa vida quotidiana e mais envolvidos como cidadãos*". Outra definição abrangente é adoptada pela Comissão Europeia e pela Comissão Económica das Nações Unidas para a Europa (UNECE): "*O envelhecimento ativo refere-se ao fenómeno de envelhecimento social em que, com o aumento da esperança média de vida, se espera e se permite que as pessoas continuem a participar durante mais tempo no mercado de trabalho formal, bem como noutras actividades produtivas não remuneradas (ou seja, prestação de cuidados a familiares e voluntariado) e vivam vidas saudáveis, independentes e autónomas nas suas idades mais avançadas."* (UNECE, 2006; Boudiny & Mortelmans, 2011).

Mas isto já não é viável no contexto da evolução demográfica e surgiu o conceito de Envelhecimento Ativo, estabelecido com base na teoria da atividade, centrado na participação contínua dos adultos mais velhos na sociedade. (Boudiny & Mortelmans, 2011). A abordagem do Envelhecimento Ativo deve basear-se no reconhecimento dos direitos humanos das pessoas idosas, que muda o planeamento estratégico de uma abordagem "baseada nas necessidades" para uma abordagem "baseada nos direitos" que reconhece os direitos das pessoas à igualdade de oportunidades e de tratamento em todos os aspectos da vida à medida que envelhecem. Também apoia a sua responsabilidade de exercer a sua participação no processo político e noutros aspectos da vida comunitária (OMS, 2002).

A Organização Mundial de Saúde adoptou o termo "Envelhecimento Ativo" no final da década de 1990, que pode ser aplicado tanto a nível individual como a nível de grupos populacionais, e que se destina a transmitir uma mensagem mais inclusiva do que "Envelhecimento Saudável" e a reconhecer os factores de cuidados de saúde da idade individual e populacional. Enquanto conceito ou quadro político, a definição de Envelhecimento Ativo é de natureza multifacetada ou multidimensional (Sidorenko & Zaidi, 2013). Em Active Ageing: A policy Framework, 2002, define o Envelhecimento Ativo como *"o processo de otimização das oportunidades de saúde, participação e segurança, a fim de melhorar a qualidade de vida à medida que as pessoas envelhecem"*. O termo "ativo" significa a participação contínua em assuntos sociais, económicos, culturais, espirituais e cívicos, tanto no caso de pessoas física como economicamente activas. Outro elemento importante neste quadro político é a qualidade de vida (QdV), que é *"a perceção que um indivíduo tem da sua posição na vida no contexto da cultura e do sistema de valores onde vive, e em relação aos seus objectivos, expectativas, padrões e preocupações"*. (OMS, 2002; Bowling & Iliffe, 2011; Malanowski, et. al., 2008). Trata-se de um conceito abrangente da complexa relação entre a saúde física, o estado psicológico, o nível de independência, as relações sociais e as convicções pessoais de uma pessoa (Malanowski et al., 2008). Com a proteção, a segurança e os cuidados adequados de que necessitam, este termo permite que as pessoas realizem o seu potencial de bem-estar físico, social e mental ao longo da vida e participem na sociedade de acordo com as suas necessidades, desejos e capacidades. Este termo permite que as pessoas realizem o seu potencial de bem-estar físico, social e mental ao longo da vida e participem na sociedade de acordo com as suas necessidades, desejos e capacidades, ao mesmo tempo que lhes proporciona proteção, segurança e cuidados adequados quando necessitam de assistência (Malanowski et al., 2008). Os idosos reformados ou incapacitados podem contribuir ativamente para a família, os pares, as comunidades e as nações com os seus conhecimentos, experiências e cuidados. Assim, o conceito de Envelhecimento Ativo abrange uma esperança de vida saudável e uma qualidade de vida para todas as pessoas à medida que envelhecem, incluindo as pessoas frágeis, as pessoas com deficiência e as que necessitam de cuidados (OMS, 2002; Sidorenko & Zaidi, 2013; Walker, 2002). À medida que as pessoas envelhecem, a sua qualidade de vida é largamente determinada pela sua capacidade de manter a autonomia e a independência. Neste contexto, entende-se por "autonomia" a capacidade de controlar, enfrentar e tomar decisões pessoais sobre a própria vida no dia a dia, de acordo com as próprias regras e preferências. Por 'independência' entende-se a capacidade de desempenhar funções relacionadas com a vida quotidiana - ou seja, a capacidade de viver de forma independente na comunidade, sem e/ou com pouca ajuda de terceiros. A definição de alguns termos relacionados é apresentada no quadro seguinte.

Quadro 1.1: Definição de termos relacionados com o envelhecimento ativo

Condições	Definição
Autonomia	A capacidade sentida de controlar, enfrentar e tomar decisões pessoais sobre a vida quotidiana de acordo com as suas regras e preferências.
Independência	Capacidade para desempenhar funções relacionadas com a vida quotidiana com ou sem a ajuda de terceiros.
Qualidade de vida	A perceção de um indivíduo da sua posição na vida no contexto da cultura e do sistema de valores em que vive, e em relação aos seus objectivos, expectativas, padrões e preocupações. Trata-se de um conceito abrangente, que incorpora, de forma complexa, a saúde física, o estado psicológico, o nível de independência, as relações sociais, as crenças pessoais e a relação com as caraterísticas mais importantes do ambiente.
Saúde	Um estado completo de bem-estar físico, mental e social e não apenas ausência de doença ou enfermidade.
Envelhecimento	A nível biomédico e biológico, o envelhecimento resulta do impacto da acumulação de uma grande variedade de danos moleculares e celulares que ocorrem ao longo do tempo.
Esperança de vida saudável	Esperança de vida sem deficiências ou quanto tempo as pessoas podem esperar viver sem deficiências (neste caso, especialmente para o envelhecimento da população).
Envelhecimento da população	Aumento da percentagem de pessoas com 60 anos ou mais em relação à percentagem da população mais jovem devido à transição demográfica resultante da redução do nível de mortalidade e da melhoria da esperança de vida e das instalações de saúde.
Perspetiva do ciclo de vida[1]	Um "percurso de vida" é visto como uma sucessão de acontecimentos e actividades em diferentes domínios da vida e contextos institucionais, que estão sujeitos a muitas influências.
Saudável Envelhecimento[2]	Otimizar as oportunidades para uma boa saúde, de modo a que as pessoas idosas possam participar ativamente na sociedade e desfrutar de uma vida independente e de elevada qualidade.

Fonte: Envelhecimento Ativo: A Policy Framework- 2002, Organização Mundial de Saúde (OMS)
[1] (Malanowski et al., 2008) & Settersten, R. A. (2006): Aging and the Life Course, em: Binstock, R./George, L. K. (eds.): Handbook of Aging and the Social Sciences, Elsevier Academic Press, Amesterdão et al., pp. 3-19.
[2]INSTITUTO SUECO DE SAÚDE PÚBLICA 2006: ENVELHECIMENTO SAUDÁVEL - UM DESAFIO PARA A EUROPA.

A ideia do Envelhecimento Ativo surgiu como uma tentativa de reunir, de forma coerente, domínios políticos fortemente compartimentados. Enfatiza a necessidade de ação em múltiplos sectores e tem como objetivo assegurar que "As pessoas idosas continuam a ser um recurso para as suas famílias, comunidades e economias." (OMS, 2015).

O quadro político da OMS identifica seis factores determinantes do envelhecimento ativo: económicos, comportamentais, pessoais, sociais, serviços sociais e de saúde e ambiente físico. Recomenda os seguintes quatro componentes necessários para uma resposta política no domínio da saúde

- prevenir e reduzir o peso do excesso de incapacidades, das doenças crónicas e da mortalidade prematura;
- reduzir os factores de risco associados às principais doenças e aumentar os factores que protegem a saúde ao longo da vida;
- desenvolver um conjunto contínuo de serviços sociais e de saúde acessíveis, de alta qualidade e adaptados à idade, que respondam às necessidades e aos direitos das pessoas à medida que envelhecem;
- proporcionar formação e educação aos prestadores de cuidados.

Alguns autores implicam que a noção de envelhecimento ativo está associada ao termo "envelhecimento acelerado" no caso de um indivíduo viver uma vida em condições de vida difíceis ou de uma sociedade em rápido crescimento no número relativo de pessoas idosas e tem uma conotação negativa (Sidorenko & Zaidi, 2013).

A OMS identifica sete categorias de determinantes importantes para o envelhecimento ativo. A cultura e o género são determinantes transversais. Por um lado, a cultura molda a forma como as pessoas envelhecem porque influencia todos os outros determinantes do Envelhecimento Ativo. Por outro lado, o género é uma "lente" que nos ajuda a considerar a forma como as opções políticas afectam o bem-estar de homens e mulheres. No que respeita aos determinantes relacionados com os cuidados de saúde e os serviços sociais, sugere-se que os sistemas de saúde adoptem uma perspetiva de ciclo de vida centrada na promoção da saúde, na prevenção das doenças e na igualdade de acesso a cuidados de saúde primários de qualidade e a cuidados prolongados. As determinantes comportamentais são frequentemente muito importantes para o Envelhecimento Ativo. Um estilo de vida saudável está sob o controlo do próprio indivíduo. Praticar uma atividade física adequada, ter uma alimentação saudável, não fumar e utilizar o álcool e a medicação de forma sensata podem, por exemplo, prevenir doenças e apoiar muito o Envelhecimento Ativo. Os factores determinantes relacionados com os factores pessoais são os genes e os factores psicológicos. Estes incluem a inteligência e a capacidade cognitiva de adaptação à mudança, que pode ser uma das causas da doença. Os factores determinantes relacionados com o ambiente físico são, por exemplo, uma habitação segura e a prevenção de quedas. A maioria das lesões nas pessoas idosas poderia ser evitada através de ambientes físicos adequados. O apoio social, as oportunidades de educação e de aprendizagem ao longo da vida, a proteção contra a violência e outros factores são determinantes importantes relacionados com o ambiente social. Por último, as determinantes económicas, como o rendimento, a proteção social e o trabalho, são muito importantes. No caso do trabalho, a OMS sugere que é importante não se concentrar apenas no mercado de trabalho formal, mas reconhecer também que as pessoas idosas trabalham no sector informal e fazem trabalho não remunerado em casa e/ou na família. Continua a haver uma enorme falta de conhecimento diferenciado sobre as necessidades actuais dos idosos.

Uma investigação sólida sobre as suas necessidades é, por conseguinte, uma tarefa indispensável para as comunidades científicas que trabalham no domínio do envelhecimento (Malanowski et al., 2008).

Um dos pressupostos da perspetiva do ciclo de vida é que, quanto mais activas forem as pessoas, mais as suas práticas de estilo de vida se tornarão móveis e mais aumentarão as suas expectativas e necessidades específicas de tecnologias que apoiem a mobilidade, a independência, a participação e a segurança. Além disso, uma maior sensibilização para a nossa saúde aumentará também a atenção à prevenção, à alimentação saudável e à informação médica, bem como as expectativas em relação ao apoio tecnológico a estas actividades. Mas há outro ponto importante: a investigação empírica também mostra que se tem vindo a deixar de tratar a pessoa idosa como um objeto de investigação bastante passivo, cujas necessidades específicas relacionadas com a tecnologia são simplesmente deduzidas das deficiências funcionais observadas. Começa agora a desenvolver-se uma abordagem mais ativa, em que os idosos são encorajados a articular as suas próprias necessidades específicas relacionadas com a tecnologia de uma forma diferenciada. Poderiam mesmo assumir um papel de fornecedores de feedback no processo de conceção da tecnologia.

1.2.2 História do envelhecimento ativo

Já em 1961, um livro editado por Kleemeier chamava a atenção para a importância da atividade na vida das pessoas idosas. Na década de 1970, o conceito de envelhecimento ativo era comummente utilizado nos sectores da gerontologia. Embora nos primeiros trabalhos de investigação e na literatura o conceito se referisse em grande medida a actividades pós-reforma, as actividades económicas das pessoas idosas também eram consideradas relevantes. Em "Productive Ageing" (Butler e Gleason, eds., 1985), vários autores defendem a integração económica contínua dos trabalhadores mais velhos muito para além da idade de reforma então prevalecente. Argumenta-se que um número significativo de pessoas com mais de 60 e 65 anos pode, de facto, continuar a trabalhar e a contribuir para as suas comunidades. A maioria das pessoas idosas goza de boa saúde e vive de forma autónoma. As capacidades cognitivas das pessoas mais velhas parecem diminuir menos e mais tarde do que o indicado em estudos anteriores e são largamente suficientes para o desempenho da maioria dos trabalhos. As capacidades ligeiramente inferiores e os desafios induzidos pela introdução de novas tecnologias são compensados por níveis mais elevados de experiência, inteligência cristalizada e social e, em muitos casos, até por níveis mais elevados de motivação para o trabalho. As capacidades dos idosos não são apenas determinadas pela sua dotação genética ("senescência"), mas também pelo seu ambiente social ("envelhecimento") e pelas escolhas individuais relacionadas com a atividade ou a passividade como força que molda a vida numa idade mais avançada

('geronting') (Birren, 1985). A saúde, a educação e a motivação são determinantes mais importantes das capacidades físicas e mentais ao longo da vida do que a idade propriamente dita.

1.2.3 Teorias e estratégias

A motivação para ser ativo e utilizar o tempo livre de trabalho de várias formas em idades mais avançadas tem sido abordada na literatura sob vários pontos de vista. A observação e a análise das estratégias seguidas por diferentes pessoas ou grupos de pessoas em diferentes contextos socioeconómicos e culturais são frequentemente designadas por teorias. As mais pertinentes podem ser resumidas da seguinte forma:

• *A teoria da desvinculação* argumenta que as pessoas tendem a procurar retirar-se voluntariamente de muitas das actividades após a reforma e, consequentemente, a reduzir o número e a importância dos seus papéis sociais (Cumming & Henry, 1961; Bond et al., 1993); De acordo com a teoria da desvinculação (1961), o envelhecimento é inevitável, a retirada mútua ou a desvinculação, resultando numa diminuição da interação entre a pessoa que envelhece e os outros no sistema social. É natural e aceitável que os adultos mais velhos se retirem da sociedade e o processo é inato, universal e unidirecional. No entanto, esta teoria tem um excesso de fluxos, um excesso de inclusão de variáveis e um problema de assunção da realidade (Hoschschild, 1975)

- *A teoria da atividade* pressupõe que as pessoas mais velhas continuarão as suas actividades na velhice ou compensarão a perda dos papéis tradicionais assumindo novas actividades com vista a manter a satisfação pessoal e a autoimagem positiva (Havighurst et al., 1968; Crandall, 1980). A teoria da atividade é o envelhecimento bem-sucedido do adulto mais velho devido ao facto de ser ativo e às interações sociais, assumindo que existe uma relação positiva entre a atividade e a satisfação com a vida, e o conceito de envelhecimento produtivo é desenvolvido para contrariar a imagem da teoria do desengajamento, que é a contribuição para a produção de bens ou serviços, incluindo o voluntariado e o envolvimento cívico de um adulto mais velho. (Edwards, 2012)
- *A teoria da continuidade* afirma que as actividades na velhice são um desenvolvimento do que as pessoas fizeram anteriormente (Atchley, 1971; 1989; Smith, 1992);
- *A teoria das subculturas,* uma teoria baseada na cultura, pressupõe que os idosos desenvolveram uma subcultura distinta em resultado de uma maior interação entre si do que com indivíduos de outras idades (Rose, 1965);
- *A teoria da personalidade* vê a pessoa idosa no contexto do desenvolvimento ao longo da vida, em que houve uma interação entre as mudanças biológicas, pessoais e sociais que resultaram no estilo de lidar com o próprio indivíduo (Birren, 1964; Havighurst, 1968);
- *A teoria das trocas* afirma que cada pessoa numa interação procura maximizar os benefícios dessa interação, minimizando os custos em termos de perda de prestígio, autoestima ou outras recompensas (Dowd, 1975);
- *A teoria da estratificação etária* baseia-se no pressuposto de que todas as sociedades têm estruturas de papéis e populações diferenciadas pela idade; o envelhecimento não é visto apenas como uma caraterística individual, mas também como uma componente da sociedade que desenvolve uma hierarquia de estratos etários (Riley, et al. 1972; Riley, 1976);
- *A teoria fenomenológica* dá ênfase aos significados atribuídos ao envelhecimento por aqueles que estão a envelhecer (Decker, 1980);
- *A teoria da modernização* identifica as mudanças na sociedade que são susceptíveis de reduzir o estatuto das pessoas idosas. A conclusão a que se chega é que a melhoria da saúde e o aumento da longevidade, as novas tecnologias na força de trabalho, os sistemas educativos elaborados e a urbanização deixam as pessoas idosas fracas - permanecem vivas, mas estão subempregadas, não têm formação nas tecnologias mais recentes e estão separadas das teias de relações familiares/comunitárias (Cowgill, 1974).

Estas várias abordagens baseadas em investigação fragmentada sobre as pessoas idosas carecem, na maioria dos casos, dos elementos constitutivos fundamentais da teoria social. No entanto, estas teorias fornecem um quadro analítico útil para estudos empíricos, tendo em vista o desenvolvimento de teorias de médio alcance e a elaboração de políticas informadas. A construção de teorias baseadas na análise do comportamento e das preferências das pessoas tem de reconhecer a heterogeneidade social e as diferenças entre países nos contextos social, económico, jurídico e normativo. As escolhas e as estratégias são parcialmente determinadas por caraterísticas de personalidade, como os impulsos, a motivação, a capacidade e a saúde dos indivíduos. O ambiente socioeconómico e cultural em que os indivíduos vivem fornece um quadro para as escolhas - este ambiente pode ser favorável ou desfavorável à atividade em idade avançada.

O conceito de envelhecimento ativo é fruto do conceito de qualidade de vida, da teoria da atividade (1961), do envelhecimento bem-sucedido (Rowe & Kahn, 1997) e do conceito de envelhecimento produtivo (1993); e o aumento da esperança de vida está associado a ganhos correspondentes no bem-estar físico, social e mental. (Edwards, 2011)

Nas palavras de **Rowe e Kahn,** a investigação sobre o envelhecimento tem enfatizado as perdas relacionadas com a idade e negligenciado a heterogeneidade substancial das pessoas idosas, mas os efeitos do processo de envelhecimento têm sido exagerados e os efeitos modificadores de uma dieta adequada, exercício regular, hábitos pessoais e factores psicossociais subestimados. O envelhecimento bem sucedido é o resultado de componentes correspondentes: baixa probabilidade de doença e incapacidade, elevada capacidade cognitiva e de função física, envolvimento ativo na vida e espiritualidade positiva.

Outro conceito relacionado com o envelhecimento ativo é o envelhecimento bem sucedido auto-relacionado, proposto por Montross et.al. (2006). De acordo com este conceito, o envelhecimento bem sucedido está relacionado com três componentes, ou seja, baixa probabilidade de doença e incapacidade, elevada função cognitiva e física e envolvimento ativo na vida. Este conceito é também reconhecido como a espiritualidade positiva. A autoavaliação do envelhecimento bem sucedido não está relacionada com a idade, o sexo, a educação, o rendimento ou a etnia, mas está associada a uma vida independente, a um sentimento de mestria ou de crescimento, a um envolvimento ativo na vida, a uma elevada satisfação, apesar das incapacidades comuns relacionadas com a idade e das condições crónicas na sua vida quotidiana (Montross et al, 2006).

1.3 Visão geral do mundo:

A população mundial com 60 anos ou mais era de 962 milhões em 2017, mais do dobro do que em 1980, quando havia 382 milhões de pessoas idosas em todo o mundo, e espera-se que duplique em 2050, projectando quase 2,1 mil milhões. (World Population Ageing 2017 - Highlights, 2017). Estima-se também que os idosos serão mais numerosos e ultrapassarão as crianças com menos de 10 anos e, em 2050, ultrapassarão o número de adolescentes e jovens com idades compreendidas entre os 10 e os 24 anos.

Envelhecimento da população mundial-2017: Os destaques também projectaram que 2/3 da população mundial vive nos países em desenvolvimento, mas também cresce mais rapidamente do que nas regiões desenvolvidas. O processo de envelhecimento da população está mais avançado na Europa e na América do Norte (20 pessoas idosas com mais de 60 anos em cada 100 habitantes) em 2017. As projecções mostram que, em 2050, as pessoas idosas deverão representar 35% da população na Europa, 28% na América do Norte, 25% na América Latina e Caraíbas, 24% na Ásia, 23% na Oceânia e 9% em África.

Nas regiões em desenvolvimento e menos desenvolvidas, especificamente na Ásia, África, América Latina e Caraíbas, mais de 50% dos idosos vivem em co-residência com os seus filhos, enquanto nas regiões desenvolvidas, especificamente na Europa e na América do Norte, apenas cerca de 20% dos idosos vivem em co-residência com os seus filhos. As estimativas indicam igualmente que, mais do que nas últimas décadas, os idosos vivem de forma independente. Nos 143 países, a proporção de idosos independentes que vivem sozinhos ou apenas com o cônjuge variou muito, desde uma percentagem baixa no Afeganistão (2,3%) até uma percentagem alta nos Países Baixos (93,4%) (Monitoring health for the SDGs, 2017).

1.3.1 A revolução demográfica

A nível mundial, a proporção de pessoas com 60 anos ou mais está a crescer mais rapidamente do que qualquer outro grupo etário. Entre 1970 e 2025, prevê-se um aumento de cerca de 694 milhões de pessoas idosas, ou seja, 223%. Em 2025, haverá um total de cerca de 1,2 mil milhões de pessoas com mais de 60 anos. Em 2050, serão 2 mil milhões, 80% dos quais viverão em países em desenvolvimento. O envelhecimento da população refere-se a um declínio na proporção de crianças e jovens e a um aumento na proporção de pessoas com 60 anos ou mais. À medida que as populações envelhecem, a pirâmide populacional triangular de 2002 será substituída por uma estrutura mais cilíndrica em 2025 (OMS, 2002).

A diminuição das taxas de fertilidade e o aumento da longevidade assegurarão a continuação do "envelhecimento" da população mundial, apesar dos retrocessos na esperança de vida em alguns países africanos (devido à SIDA) e em alguns Estados recentemente independentes (devido ao aumento das mortes causadas por doenças cardiovasculares e pela violência). Em todo o mundo, estão a ser observadas reduções acentuadas das taxas de fertilidade. Estima-se que, em 2025, 120 países terão atingido taxas de fertilidade total inferiores ao nível de substituição (taxa de fertilidade média de 2,1 filhos por mulher), um aumento substancial em relação a 1975, quando apenas 22 países tinham uma taxa de fertilidade total inferior ou igual ao nível de substituição. O número atual é de 70 países. Até à data, o envelhecimento da população tem estado sobretudo associado às regiões mais desenvolvidas do mundo. Por exemplo, atualmente, nove dos dez países com mais de dez milhões de habitantes e a maior proporção de idosos encontram-se na Europa. Prevêem-se poucas alterações na classificação até 2025, altura em que as pessoas com 60 anos ou mais representarão cerca de um terço da população em países como o Japão, a Alemanha e a Itália, seguidos de perto por outros países europeus. Devido ao aumento da esperança de vida, à transformação da fertilidade e da mortalidade e a uma transição demográfica sem precedentes, o número crescente de pessoas idosas aumentará para 2 mil milhões até 2050. O Plano de Ação de Madrid de 2002 comprometeu-se a tomar medidas, tanto a nível nacional como internacional, em relação às pessoas idosas e ao desenvolvimento, promovendo a saúde e o bem-estar na velhice e assegurando um ambiente propício e de apoio a essas pessoas. A notável transição demográfica em curso fará com que, em meados do século, os idosos e os jovens representem uma parte igual da população mundial. A nível mundial, prevê-se que a proporção de pessoas com 60 anos ou mais duplique entre 2000 e 2050, passando de 10 para 21%, enquanto a proporção de crianças deverá diminuir um terço, passando de 30 para 21%. Em certos países desenvolvidos e países com economias em transição, o número de idosos já excede o número de crianças e as taxas de natalidade caíram abaixo do nível de substituição, pelo que o número de idosos será mais do dobro do número de crianças em 2050. O envelhecimento da população também se tornou uma questão importante nos países em desenvolvimento, que, segundo as projecções, envelhecerão rapidamente na primeira metade do século XXI. Prevê-se que a proporção de idosos aumente de 8 para 19% até 2050, enquanto a de crianças diminuirá de 33 para 22%. Embora os países desenvolvidos tenham conseguido envelhecer gradualmente, enfrentam desafios resultantes da relação entre o envelhecimento e o desemprego e a sustentabilidade dos sistemas de pensões, enquanto os países em desenvolvimento enfrentam o desafio do desenvolvimento simultâneo e do envelhecimento da população. Existem outras diferenças demográficas importantes entre os países desenvolvidos e os países em desenvolvimento. Enquanto atualmente a esmagadora proporção de idosos nos países desenvolvidos vive em zonas classificadas como urbanas, a maioria dos idosos nos países em desenvolvimento vive em zonas rurais. Existem também diferenças significativas entre os países desenvolvidos e os países em desenvolvimento no que respeita ao tipo de agregados familiares em que vivem os idosos. Nos países em desenvolvimento, uma grande parte dos idosos vive em agregados familiares multigeracionais. É essencial integrar o processo de evolução do envelhecimento global no processo mais alargado de desenvolvimento. Muitas pessoas idosas envelhecem de facto com segurança e dignidade, e também se capacitam para participar nas suas famílias e comunidades. O objetivo do Plano de Ação Internacional é garantir que as pessoas em todo o mundo possam envelhecer com segurança e dignidade e continuar a participar nas suas sociedades como cidadãos de pleno direito. Embora reconhecendo que os alicerces para uma velhice saudável e enriquecedora são lançados numa fase precoce da vida, o Plano pretende ser um instrumento prático para ajudar os decisores políticos a concentrarem-se nas principais prioridades associadas ao envelhecimento individual e populacional. São reconhecidas as caraterísticas comuns da natureza do envelhecimento e os desafios que apresenta, sendo as recomendações específicas concebidas para serem adaptadas à grande diversidade de circunstâncias em cada país. O Plano reconhece as diferentes fases de desenvolvimento e as transições que estão a ocorrer em várias regiões, bem como a interdependência de todos os países num mundo globalizado.

1.4 Vista geral do Bangladesh

A população idosa no Bangladesh está a crescer rapidamente e a tornar-se uma grande preocupação do ponto de vista social, económico e político. No entanto, uma questão tão importante ainda não se reflectiu efetivamente na agenda política do país. De acordo com a maior parte da literatura gerontológica e das organizações internacionais, as pessoas com mais de 60 anos são consideradas "idosas" e constituem o segmento "idoso" da população de um país. Além disso, no Bangladesh, uma pessoa com 60 anos ou mais é considerada idosa.

O Bangladeche é o oitavo maior país do mundo (164,7 milhões de habitantes em 2017) e um dos mais densamente povoados (1176 pessoas por km2 em 2015), tendo começado a registar um outro problema emergente, o envelhecimento da população, no seu contexto de população e desenvolvimento altamente vulneráveis (PRB, 2017; GoB, 2015), e o número de idosos com 60 anos ou mais neste país era de aproximadamente 9,40 milhões, tendo aumentado de 1,9 milhões em 1974. O último recenseamento da população do Bangladesh (2011) revelou que 7,4% da sua população é idosa. Prevê-se que a percentagem da população idosa aumente 8,0 % em 2020, 11,9 % em 2035 e 17,0 % em 2050. Prevê-se que o aumento da população idosa no Bangladesh durante o período de 1990 a 2025 seja muito mais rápido (219%) do que em qualquer país europeu como a Suécia (33%), o Reino Unido (45%) ou a Alemanha (66%), o que parece bastante alarmante para um país em desenvolvimento que ainda luta contra a pobreza. Prevê-se que a idade média da população do Bangladesh aumente cerca de 15 anos durante o próximo meio século (ou seja, de 2000 a 2050). O índice de envelhecimento, ou seja, o rácio entre as pessoas com 60 anos ou mais e as crianças com menos de 15 anos de idade, será cerca de 5,7 vezes superior no próximo meio século (ou seja, entre 2000 e 2050) no Bangladesh, devido ao número crescente de idosos e à redução da população jovem. Além disso, o rácio de dependência dos idosos quase triplicará no Bangladesh durante o período entre 2000 e 2050. A transição demográfica do Bangladesh está a melhorar à medida que a qualidade de vida das pessoas, especificamente a população idosa, as instalações médicas ou de saúde modernizadas e acessíveis a todos os tipos de pessoas e a sensibilização para as doenças crónicas aumentam. Assim, a esperança de vida da população idosa também está a aumentar, ou seja, a esperança média de vida à nascença aumentou de 40 anos em 1971 para 72,4 anos em 2017 (PRB, 2017) e a estrutura demográfica da pirâmide populacional sofre uma mudança lenta em relação à estrutura atual e a família transforma-se em tipo nuclear, falta de organizações ou sistemas de assistência social, convertendo os valores em urbanos e industrialização (Barikdar, et. al., 2016). Todos estes factores estão relacionados com o rápido aumento da população idosa ao longo dos anos.

Devido a esta transição demográfica, o país está a enfrentar um problema grave de envelhecimento. Embora o aumento da esperança de vida seja considerado uma das conquistas do desenvolvimento, o resultado dessa conquista (ou seja, a população idosa) não é gerido corretamente. Devido à alteração dos estilos de vida, à urbanização e ao declínio do sistema tradicional de apoio à família, o Bangladesh enfrentará uma situação cada vez mais difícil para os idosos, especialmente os pobres e as mulheres idosas. Tendo em conta a dimensão da população, a escassez de recursos, a pobreza existente, a insuficiência das instalações de saúde e a ausência de segurança social, o envelhecimento será um problema importante no Bangladesh e está a emergir gradualmente como uma questão que não está separada da integração social, da promoção do género, da estabilidade económica ou da pobreza. Do ponto de vista demográfico, o envelhecimento da população é um fenómeno global e o Bangladesh também não fica indiferente a esta realidade demográfica. O recenseamento de 1974-2011 revela que o número de pessoas idosas está a aumentar gradualmente.

Quadro 1.2: População idosa no Bangladeche, dados dos censos de 1974 a 2011

Grupo etário	Recenseamento da população de				
	Ano 1974	Ano 1981	Ano 1991	Ano 2001	Ano 2011
60-64	1682629	1948649	2270142	2828640	3218974
65-69	735255	901571	1092919	1443140	1998760
70+	1639056	1639056	2339704	3318560	4168745
Total	18808840	4489276	5702765	7590340	9386479

Fonte: Gabinete de Estatística do Bangladesh, 2011

Esta alteração das caraterísticas da população terá consequências graves para a sociedade, bem como para o desenvolvimento socioeconómico global do país. O sistema tradicional de apoio à família está sob a pressão das alterações demográficas, sociais e económicas, mas a forma tradicional de apoio à família dos idosos está a enfraquecer devido à formação de um número cada vez maior de famílias nucleares e à migração devida à pobreza e ao aumento da falta de terra. Além disso, as pessoas estão a ter menos filhos e os filhos adultos estão a afastar-se para encontrar trabalho. O aumento da esperança de vida oferece novas oportunidades, mas também cria desafios para o futuro. À medida que as pessoas vivem mais tempo, haverá uma procura crescente de cuidados aos idosos. No domínio dos cuidados aos idosos, é provável que o problema se agrave para as mulheres idosas, que constituem a maioria dos idosos, devido à maior longevidade das mulheres e à tendência dos homens para casarem com mulheres mais jovens do que eles; as mulheres têm mais probabilidades do que os homens de terminar a sua vida como viúvas. Isto implica um grave desequilíbrio entre os géneros no apoio e nos cuidados aos idosos. Atualmente, as pessoas idosas recebem serviços médicos e de saúde gerais dos serviços de saúde públicos a vários níveis. Os dados revelam que a prevalência de artrite, úlcera, hipertensão arterial, diabetes e cataratas é mais elevada do que a de qualquer outra doença por 1000 idosos (64+ anos). A prevalência da tuberculose (homens=1,87 e mulheres=1,75), da hipertensão arterial e da diabetes é mais elevada nos homens do que nas mulheres. Mas a prevalência de artrite por 1000 habitantes é mais elevada nas mulheres (77,74) do que nos homens (60,24). A prevalência de morbilidade por 1000 habitantes dos idosos do sexo masculino é mais elevada do que a das idosas do sexo feminino no que se refere à hipertensão arterial (40,70), asma (17,14), dor cardíaca ou coronária (11,33), diabetes (27,44) e infeção respiratória (15,35). Observa-se também que as mulheres idosas que sofrem da maioria das doenças comuns, como a catarata (29,92), a artrite (77,74) e as doenças de pele (8,89), são mais afectadas do que os homens. (BBS, 2014)

A saúde mental dos idosos é outra área importante para compreender a sua situação de saúde global. As preocupações dos idosos pobres devem-se provavelmente a um apoio económico inadequado, a uma saúde precária, a um espaço de vida inadequado, a tarefas familiares inacabadas, à falta de instalações recreativas e a problemas de ocupação do tempo. O envelhecimento da população irá sobrecarregar cada vez mais os sistemas nacionais de saúde. Devido à migração e à pobreza, a família não sustentará a maioria dos idosos no futuro. O grau de transferência do encargo de cuidar da população idosa da família para a comunidade ou para o governo depende da importância de cuidar dos idosos, da situação económica e da política para a população idosa do Bangladesh.

A recente política demográfica do Bangladesh procurou atingir vários objectivos, principalmente no domínio do bem-estar e dos serviços de saúde, a fim de melhorar o nível de vida dos cidadãos. Dado que uma parte significativa da população é idosa, o Governo do Bangladesh prestou especial atenção à sua saúde, educação e segurança social, reforçando o sistema de apoio à família através da defesa e do aconselhamento no que respeita às responsabilidades da família em relação aos idosos, aumentando e alargando o subsídio de velhice e assegurando a segurança social dos idosos solitários e desamparados na sociedade (Política populacional do Bangladesh), mas estas medidas são insuficientes para fazer face ao risco futuro da população idosa.

1.5 Efeitos do envelhecimento

O Bangladesh enfrentará muitos problemas com o envelhecimento da população, como a insolvência, a perda de autoridade, a insegurança social, a insuficiência de instalações recreativas, a falta de cuidados físicos e mentais gerais, problemas associados à habitação, etc. O Bangladesh é um país essencialmente rural e 80 % da sua população vive em zonas rurais. A maioria das pessoas idosas vive em famílias conjuntas e, até à data, têm sido apoiadas principalmente pelos filhos adultos.

O mundo está a viver uma importante transformação demográfica: o envelhecimento sem precedentes da população de quase todos os países desenvolvidos e em desenvolvimento. A presença crescente de pessoas idosas na sociedade torna as pessoas de todas as idades mais conscientes de que estão a viver numa sociedade multigeracional. Cada vez mais, o envelhecimento da população influencia os padrões globais dos mercados de trabalho e de capitais, os serviços e os sistemas tradicionais de apoio social, como os cuidados de saúde e as pensões nos países europeus. Trata-se frequentemente de desafios demográficos e de um grave problema para os sistemas de apoio social, contribuindo para a economia nacional. A outra forma é discutir as oportunidades oferecidas pelo envelhecimento das sociedades, como, por exemplo, novos mercados para aplicações e produtos ou serviços inovadores para os idosos. Isto evidenciaria as possibilidades de nos prepararmos para as consequências das alterações demográficas e de moldarmos as nossas sociedades envelhecidas. Por conseguinte, o desafio político consiste em saber como enfrentar os desafios e utilizar as oportunidades das sociedades em envelhecimento de uma forma inteligente.

Existem vários paradigmas subjacentes ao objetivo geral de prolongar a esperança média de vida humana sem aumentar o sofrimento. Um deles é a "compressão da morbilidade" - os seres humanos vivem vidas longas e vigorosas, terminadas por um declínio acentuado da sua funcionalidade e seguidas relativamente depressa pela morte. Na velhice, a elevada prevalência de morbilidade é uma caraterística comum, pelo que as despesas de saúde dos idosos são muito mais elevadas do que as da população adulta. As necessidades nutricionais dos idosos são igualmente ignoradas devido à falta de uma alimentação correta, de abastecimento de água, de instalações sanitárias e à pobreza. A falta de dinheiro para as necessidades quotidianas é, muito provavelmente, o problema básico na velhice, devido à degradação das oportunidades de emprego e de rendimento, especialmente para as mulheres viúvas ou divorciadas. A grande maioria da população que procura cuidados de saúde nas zonas rurais do Bangladesh recorre a médicos não qualificados que fornecem vários tipos de tratamentos de baixa qualidade e prejudiciais. Os dados empíricos do Bangladesh indicam que as instalações de saúde para idosos sofrem de falta de cobertura e de inadequação dos serviços existentes para satisfazer as necessidades dos idosos.

Outro paradigma é o do "envelhecimento desacelerado" (os processos de envelhecimento são retardados; as incapacidades funcionais no final da vida não são eliminadas, mas ocorrem numa idade mais avançada). O paradigma mais radical, o "envelhecimento detido", tem como objetivo inverter o envelhecimento e restaurar a vitalidade e a função daqueles que as perderam. Um paradigma alternativo do envelhecimento salienta que "os mais velhos" são um grupo heterogéneo e que, por essa razão, é necessária uma melhor diferenciação. Alguns sugerem que devem ser tidas em conta as diferentes fases do envelhecimento, nomeadamente a idade próxima da reforma formal, a idade autónoma como pensionista (período de vida independente), a idade com deficiências crescentes (início da fase de vida dependente) e a fase de pensionista dependente.

Este novo paradigma poderia também incluir a 'perspetiva do curso de vida', que significa basicamente que o "curso de vida é uma sucessão de acontecimentos e actividades em diferentes domínios da vida e em contextos institucionais que está sujeita a muitas influências. Reflecte a complexidade e o carácter reflexivo das escolhas e dos constrangimentos ao longo de todo o ciclo de vida". Esta perspetiva implica que o caminho através do qual os indivíduos chegam à velhice não é predeterminado. Pelo contrário, reflecte as práticas de estilo de vida durante a vida do indivíduo. O 'estilo de vida' descreve a forma como uma pessoa (ou um grupo) vive e inclui padrões de relações sociais, consumo e entretenimento. Além disso, a perceção da qualidade de vida das pessoas idosas, ou seja, o seu bem-estar subjetivo, é não só uma parte vital da investigação sobre o envelhecimento, mas também de conceitos políticos como os do quadro político da Organização Mundial de Saúde para o Envelhecimento Ativo.

1.6 Questão de investigação

Com base nas discussões acima, podem ser colocadas as seguintes questões de investigação

(a) Quais são os factores determinantes do envelhecimento ativo na cultura do Bangladesh?

(b) Qual é o nível global de envelhecimento ativo das pessoas idosas no Bangladesh?

(c) Existe alguma diferença entre o nível de envelhecimento ativo dos idosos do sexo masculino e feminino no Bangladesh?

1.7 Objectivos

Até à data, não existem estudos deste tipo sobre o envelhecimento ativo na cidade de Rajshahi, nem no Bangladesh, para identificar os factores determinantes significativos do envelhecimento ativo e para estimar corretamente o nível de envelhecimento ativo no contexto cultural da CCR/BD. Por conseguinte, os objectivos deste estudo consistem em obter conhecimentos empíricos sobre o envelhecimento ativo das pessoas idosas na CCR. Os objectivos são

1. Identificar os factores determinantes do envelhecimento ativo no contexto do CCR
2. Estimar o nível de Envelhecimento Ativo no Bangladesh.

3. Identificar a relação entre o índice de envelhecimento ativo e diferentes variáveis pessoais (idade, ADL e nível de felicidade)

4. Testar a diferença de nível de envelhecimento ativo entre os idosos do sexo masculino e feminino 5. Testar a associação entre o nível de envelhecimento ativo e outras variáveis sociodemográficas e pessoais.

.

1.8 Justificação/importância do estudo

Todos os estudos se baseiam num beneficiário de fundo e são realizados para explorar uma nova visão ou modificar a visão de uma teoria ou prática que pode conduzir a um melhor resultado. No Bangladesh, os estudos sobre a população idosa são muito escassos em comparação com os estudos sobre planeamento reprodutivo ou familiar. O envelhecimento ativo é um novo conceito de política que pode ser utilizado para criar um lugar melhor para a geração mais velha e para a geração futura. É necessário dar o primeiro passo para implementar qualquer política de estudo. No Bangladesh, muito poucas revistas são publicadas sobre gerontologia no contexto das ciências sociais e, no caso do Envelhecimento Ativo, é difícil encontrar qualquer revista ou artigo sobre o tema. No que diz respeito à procura ativa, não foi encontrado nenhum artigo sobre este quadro político. Alguns autores tentam avaliar o envelhecimento ativo baseado em objectivos (o modelo dos três pilares). Mas antes de avaliar o estado do envelhecimento ativo, parece muito necessário construir o quadro político do envelhecimento ativo no contexto de cada país. Um perfil do país sobre o tema pode ajudar a encontrar uma forma de transferir para os idosos as actividades familiares, sociais, culturais, económicas e políticas. O estudo também tentou mostrar a associação e as diferenças de género ao nível do envelhecimento ativo para ver o contexto na perspetiva do género. São avaliadas diversas variáveis sociodemográficas e possíveis variáveis pessoais no contexto do envelhecimento ativo no Bangladesh. Para a aplicação das políticas relativas aos idosos, este estudo pode ajudar os responsáveis políticos a criar uma nova dimensão para a população idosa no Bangladesh.

1.9 Limitações do estudo

Existem algumas limitações neste estudo, que são as seguintes

1. Os dados são dados secundários de um projeto em curso, que se centra na qualidade de vida da população idosa. Assim, as variáveis apropriadas foram substituídas por algumas variáveis de substituição que podem afetar o modelo.

2. A gestão do tempo e dos custos é, como sempre, o principal facto de um problema de investigação académica.

3. O modelo precisa de ser confirmado por uma análise mais aprofundada.

4. Este estudo baseou-se em dados regionais por área, o que não permite generalizar os resultados para todo o país, mas é necessário um estudo transnacional para validar os resultados.

1.10 Organização do estudo

O estudo contém cinco capítulos que contêm o trabalho global. A fim de conseguir uma representação significativa, a apresentação do presente estudo está organizada nos seguintes capítulos

O primeiro capítulo do estudo inclui o conceito geral e a história do quadro do envelhecimento ativo desenvolvido pela Organização Mundial de Saúde, os seus objectivos específicos de medição dos resultados do envelhecimento ativo e também a perspetiva da população idosa na perspetiva mundial e no contexto do Bangladesh. As metas e os objectivos, juntamente com a importância e as limitações do estudo, também estão incluídos neste capítulo.

O segundo capítulo contém várias revisões da literatura sobre a situação dos idosos no Bangladesh, o envelhecimento ativo e estudos relevantes sobre a população idosa de diferentes países no que respeita ao envelhecimento ativo, bem como as lacunas de investigação do estudo. É também construído um quadro teórico, juntamente com os temas de estudo, para o objetivo do estudo.

No capítulo três, o documento inclui também a descrição pormenorizada dos critérios de seleção e dos requisitos das variáveis dos indicadores do envelhecimento ativo. É descrita a metodologia global para avaliar o índice de envelhecimento ativo e o nível de envelhecimento ativo. São descritos vários métodos (análise fatorial, qui-quadrado com post hoc e valor p exato, teste t) associados ao estudo.

No presente documento, o capítulo 4 inclui um breve estudo descritivo e tenta também encontrar os factores determinantes subjacentes ao modelo proposto pela OMS e avaliar eventuais desvios em relação ao quadro da OMS. Foram efectuados vários testes para validar o quadro e os factores determinantes obtidos. É também avaliada a associação do envelhecimento ativo dos idosos do sexo masculino e feminino e com outras variáveis sociodemográficas e pessoais.

No capítulo cinco, inclui-se um resumo total do estudo e recomendações relevantes para estudos futuros. No último capítulo, são apontadas algumas políticas para as organizações governamentais e não governamentais e para os cidadãos do país em geral.

CAPÍTULO II

REVISÃO DA LITERATURA e
QUADRO TEÓRICO

Uma análise dos trabalhos relacionados com o envelhecimento ativo revela uma vasta gama de perspectivas e factores essenciais que afectam os determinantes do envelhecimento ativo. É provável que as caraterísticas socioeconómicas e demográficas das pessoas de uma sociedade sejam diferentes das de outra. Isto pode variar de um contexto geográfico para outro. Assim, para conhecer os trabalhos anteriores realizados neste domínio, é essencial efetuar uma revisão da literatura. Só é analisada a literatura relevante neste contexto do presente estudo.

2.1 Revisão da literatura

O envelhecimento da população é um processo inevitável e contínuo devido à queda das taxas de natalidade e de mortalidade, resultando numa alteração da transição demográfica (Russell Kabir, et. al., 2013). [th] No século XX, o envelhecimento da população tornou-se uma parte proporcionalmente maior da população total, o que constitui um acontecimento demográfico muito importante e muito caraterístico (Tareque, et. al., 2009). O envelhecimento da população refere-se ao declínio da população infantil e jovem e ao aumento da população idosa com 60 anos ou mais (OMS, 2002). O efeito do envelhecimento já se faz sentir nos países desenvolvidos, mas está a aumentar nos países em desenvolvimento (OMS, 2002). Algumas evidências mostram uma taxa mais rápida de crescimento da população idosa nos países em desenvolvimento em comparação com os países desenvolvidos (Russell Kabir et al., 2013). O Bangladesh não está livre deste fenómeno de crescimento (Rahman et al., 2009; Russell Kabir et al., 2013; Tareque, Saito, & Kawahara, 2015). Foram efectuados vários estudos para determinar o aumento da população idosa no Bangladesh. (M. H. Kabir, 1987). A taxa de crescimento mais rápido da população idosa, devido ao aumento do nível das instalações médicas, à redução da fertilidade e da tendência para a mortalidade e ao aumento da esperança de vida, é considerada um fardo para os países em desenvolvimento. No entanto, os idosos não devem ser considerados como um fardo para a sociedade, mas a sua valiosa experiência deve ser utilizada de forma proveitosa. (OMS, 2002; Rahman et al., 2009). Apesar de uma proporção relativamente baixa da população com 60 anos ou mais, com uma grande base populacional de aproximadamente 160 milhões de pessoas no país, a população idosa no Bangladesh é uma das maiores do mundo em termos de número absoluto (Kalache, 2002). Atualmente, a população idosa representa 7,3% da população total do país, ou seja, mais de 11,7 milhões de pessoas (US Census Bureau, 2012). O aumento da população idosa em

Prevê-se que a população idosa do Bangladesh seja elevada, tanto em termos absolutos como relativos. Prevê-se que, em 2025, a população idosa ultrapasse os 17 milhões de pessoas e aumente para mais de 42 milhões em 2050. Prevê-se que o aumento da população com 65 anos ou mais no Bangladesh durante o período 1990-2025 seja muito mais rápido (219%) do que o de países europeus como a Grã-Bretanha (45%), a Suécia (33%) ou a Alemanha (66%) (Basch, 1999).

A população com 60 anos ou mais está a crescer mais rapidamente do que a população total e o crescimento da população idosa em relação a outros grupos etários desafia os serviços de saúde existentes, as relações familiares e a segurança social. Utilizando o censo e dados secundários, Kabir et al., (2013), investigaram que o aumento da longevidade e o declínio da fertilidade se estão a combinar para converter a estrutura etária da população de jovem para idosa e, como resultado do estudo, o índice de apoio mostrou que há menos pessoas para apoiar os idosos no futuro, com implicações nos cuidados familiares tradicionais, e o índice de cuidados indicou o custo dos encargos com os cuidados de longa duração associados à mudança na estrutura etária da população. Em conclusão, as sociedades do Bangladesh confrontar-se-ão com o envelhecimento da população sem o apoio dos parentes tradicionais (Kabir et al., 2013).

Barikdar et al. (2016) afirmaram que o rápido aumento do número de idosos deve ser visto como um desafio emergente, uma vez que os idosos terão necessidades especiais e exigirão diferentes serviços de prestação de cuidados. Devido à falta de um sistema de segurança social e a recursos inadequados para a saúde e os serviços médicos, a estrutura demográfica sofrerá uma mudança lenta em relação à atual estrutura piramidal. Os autores salientaram o facto de a família nuclear estar a crescer ou de os pais estarem a deixar os filhos, o que pode levar a um dilema para os pais idosos em termos de apoio financeiro e social. Foram feitas várias considerações sobre a sua saúde e os cuidados médicos, mas as gerações vindouras têm de ser mais reactivas, informadas e atentas aos seus pais idosos (Barikdar, Ahmed, & Lasker, 2016) para melhorar a sua qualidade de vida e, assim, garantir-lhes um futuro melhor (Barikdar et al., 2016; Rahman et al., 2009; Kabir et al., 2013). Cuidar adequadamente dos idosos é nosso dever ético e nossa responsabilidade (Barikdar et al., 2016).

O rápido aumento da população idosa, sobretudo nos países de baixos rendimentos, torna-a um grupo novo e importante em termos de preocupações de saúde pública. O contexto socioeconómico e as políticas de saúde relativas à população idosa são diferentes dos países com rendimentos elevados e dos países com rendimentos baixos, como o Bangladesh. No entanto, como a diferença nos cuidados de saúde e nas políticas de saúde nos diferentes países, foram necessárias diferentes estruturas de cuidados de saúde, diferentes atitudes em relação às políticas de cuidados de saúde para os idosos e, finalmente, diferentes capacidades financeiras para levar a cabo programas de cuidados de saúde. (Dilara, et al., 2012)

Outro estudo, que utilizou os dados longitudinais do DHS da zona rural de Matlab, no Bangladesh, tentou determinar as tendências e os factores determinantes da mortalidade da população idosa através de modelos de risco proporcional para examinar os factores determinantes da mortalidade. O estudo concluiu que o estado civil, o apoio social dos filhos, especificamente para as mulheres, e os factores socioeconómicos e o nível de escolaridade eram determinantes importantes para a mortalidade na velhice. O estudo também concluiu que a viúva ou o viúvo apresentavam um risco de morte mais elevado, as mulheres que viviam com um filho apresentavam um risco de mortalidade mais baixo e que o nível de escolaridade, nalguns casos, apresentava um risco de mortalidade mais baixo do que noutros. (Mostofa et. al., 2000).

Um estudo transversal realizado em Odisha, na Índia, com base em dados da população idosa, procurou avaliar a prevalência de várias doenças crónicas e a morbilidade na população idosa e examinou os factores socioeconómicos e demográficos significativos. O estudo mostrou que a prevalência de morbilidade múltipla é mais elevada na população idosa e que as doenças mais comuns na zona rural são a artrite, a doença pulmonar obstrutiva crónica, a hipertensão arterial e as cataratas, sendo a idade, o estado de independência económica e o estilo de vida os factores mais importantes da morbilidade múltipla e que a prevalência da morbilidade múltipla é mais elevada nos homens do que nas mulheres. (Banjare & Pradhan, 2014).

Um estudo destinado a investigar a experiência vivida por pessoas idosas com deficiência intelectual ao longo da vida e a explorar o significado do envelhecimento ativo de pessoas com deficiência intelectual ao longo da vida de zonas rurais e urbanas de Queensland e Victoria. O estudo concluiu que os utentes dos serviços que recebem mais idosos estavam mais capacitados, participavam ativamente, tinham uma sensação de segurança, mantinham as competências e a aprendizagem, dispunham de condições de vida agradáveis, gozavam de uma saúde e de uma condição física óptimas, estavam seguros e sentiam-se seguros e tinham relações e apoios satisfatórios, e os utentes dos serviços queriam ter mais controlo sobre as questões que afectavam as suas vidas e que lhes fossem atribuídos papéis significativos (Buys et al., 2008).

Um estudo transversal que associou a mobilidade com ou sem deficiência e o envolvimento social numa amostra de idosos da comunidade indica que a baixa mobilidade está associada a um nível mais baixo de envolvimento social de todas as formas e que, no caso do envolvimento social fora de casa, as probabilidades de envolvimento são reduzidas para os indivíduos com deficiência. A baixa mobilidade está associada a um baixo envolvimento social, mesmo na ausência de deficiência; as associações com a deficiência diferem consoante o tipo de envolvimento social. (Andrea et al, 2013). Alguns estudos apontam para a capacidade funcional e para as relações e compromissos sociais das pessoas idosas, incluindo a participação em actividades sociais que reforçam os laços sociais e os papéis sociais que proporcionam um sentido de valor e de identidade. (Holt, et. al., 2010; Berkman, et. al., 2000) e é uma componente essencial do envolvimento ativo ou do envelhecimento ativo (Rowe & Kahn, 1997). Os participantes com baixa mobilidade sem deficiência eram mais susceptíveis de serem mulheres idosas e mais susceptíveis de sofrerem de doenças crónicas e de terem um estatuto social mais baixo e de sofrerem de depressão ou de um elevado nível de stress do que os participantes com alta mobilidade. É mais provável que sejam mais carenciados do que os homens. O envolvimento social era elevado entre as pessoas com elevada mobilidade e o estudo mostra que a mobilidade e o estatuto de incapacidade estavam associados a todas as formas de envolvimento social, tanto dentro como fora de casa. (Andrea et al, 2013).

Um estudo concebido para examinar a relação longitudinal entre as actividades diárias e o envelhecimento bem sucedido, com base no estudo de Manitoba sobre a população idosa de 1990 a 1996, indicou que o nível de atividade estava relacionado com uma maior felicidade, melhor funcionamento e ajuda a reduzir a mortalidade. O estudo defende que os diferentes tipos de atividade dos idosos têm benefícios diferentes, como as actividades sociais e produtivas, que estão positivamente relacionadas com a felicidade, a funcionalidade e a mortalidade, mas os trabalhos árduos estão relacionados com a felicidade (Menec, 2003).

De acordo com Fried et al., (2004) conceberam um programa de generatividade e promoção da saúde de voluntários idosos com idades compreendidas entre os 60 e os 86 anos do Experience Corps Model, que conduz a melhorias a curto prazo em múltiplos factores de risco comportamentais e a efeitos positivos em factores de risco intermédios para a incapacidade e outras morbilidades. Após o programa, foi realizado um estudo piloto aleatório com 128 idosos em Baltimore, Maryland. Os resultados do estudo revelaram que a atividade física, a força, as pessoas a quem se pode recorrer para obter ajuda e a atividade cognitiva aumentaram significativamente e a velocidade de marcha diminuiu significativamente menos nos participantes no programa do que nos outros. Em suma, a atividade física, cognitiva e social aumentaria com a implementação do programa, o que sugere a melhoria da saúde de uma população envelhecida. (Fried et. al., 2004).

Outro estudo num lar de idosos da Bélgica, sobre a importância subjectiva e a realidade da experiência dos determinantes do AA, bem como sobre a QdV, com 383 amostras de residentes recrutadas aleatoriamente, indicou que os residentes do lar de idosos pareciam ter uma QdV positiva. No entanto, o estudo multivariado mostrou que a experiência de AA dos residentes do lar de idosos estava positivamente relacionada com a sua QdV e explicava 20% da sua variância, e que o fator psicológico e a participação estavam positivamente relacionados com a QdV, mas as variáveis demográficas não mostravam qualquer relação com a QdV, enquanto o nível de escolaridade estava negativamente relacionado com a experiência de envelhecimento ativo do lar de idosos. (Malderen et. al., 2016).

De acordo com Gilhooly et. al. (2005), o grau de satisfação em todos os domínios da vida importantes para o indivíduo em causa.

Num outro estudo longitudinal com idosos australianos, a idade cronológica, a multimorbilidade, o baixo apoio social percebido, a baixa pontuação nutricional e o peso insuficiente foram considerados ameaças a um envelhecimento saudável (ativo, bem sucedido ou de qualidade). Encontraram também ameaças específicas para homens e mulheres: baixa tensão, perceção de inadequação da atividade social e tabagismo para os homens e incontinência urinária, baixa atividade física e peso insuficiente para as mulheres. Estes factores são absolutamente indicativos de um estilo de vida saudável e melhorado que pode diferir significativamente consoante o sexo. (Kendig et. al., 2014).

As mulheres correm um maior risco de ficarem viúvas, o que está associado a diferentes problemas de saúde e à necessidade de cuidados, razão pela qual têm um autoconceito mais negativo e um menor bem-estar subjetivo. Um estudo de meta-análise com 300 artigos sobre diferenças de género na satisfação com a vida, felicidade, autoestima, solidão, saúde subjectiva e idade subjectiva no final da idade adulta indica um menor bem-estar subjetivo e um autoconceito positivo do que os homens mais velhos e o BES é menor na idade jovem do que na idade avançada. Assim, o estudo sugeriu que o controlo das diferenças de género na viuvez, na saúde e no estatuto socioeconómico pode ter um grande impacto na diminuição das diferenças de género no bem-estar subjetivo (Pinquart & Sorensen., 2001).

O envelhecimento ativo é o novo paradigma da gerontologia, segundo o qual o envelhecimento é considerado de uma perspetiva positiva. A maioria dos autores da área concorda que o envelhecimento ativo é um conceito multidimensional, que engloba a saúde, a aptidão física e cognitiva, o afeto e o controlo positivos, as relações sociais e o envolvimento (Caprara et al., 2013). Foram realizados vários estudos para avaliar o modelo de envelhecimento ativo e os seus determinantes (por exemplo, Haque, (2016), Haque, et. al., (2016) e Paul et. al., (2012)).

Uma vez que o aumento da população idosa constitui um desafio para a sociedade, o comportamento e a medicina, a introdução do conceito multidimensional de envelhecimento bem sucedido é importante para identificar os factores subjacentes que são construídos por domínios críticos que englobam a prevenção da doença e da incapacidade, a manutenção de uma função física e cognitiva elevada e o envolvimento sustentado em actividades sociais e produtivas. Está criado o cenário para estudos de intervenção destinados a aumentar a proporção da nossa população que envelhece com sucesso (Rowe & Kahn, 1997).

Lee e Song (2015) realizaram uma análise secundária para examinar a prevalência do envelhecimento bem-sucedido e os factores que influenciam o envelhecimento bem-sucedido em 10562 idosos no Inquérito Nacional aos Idosos de 2011 na Coreia. Criando quatro grupos usando as instalações seniores da comunidade (centro comunitário sénior e clube sénior da aldeia) dessas pessoas, realizaram tabulação cruzada e regressão logística. Descobriram que a prevalência de envelhecimento bem-sucedido, as funções físicas e mentais e os compromissos activos são elevados nos idosos que utilizam ambas as instalações e baixos nos idosos que não utilizam nenhuma das instalações comunitárias. A doença e os factores de risco de doença eram mais elevados nos idosos que utilizam o centro comunitário sénior e mais baixos nos que utilizam o clube sénior da aldeia. O estudo sugeriu que o envolvimento da comunidade pode ser usado como base para a conceção de programas de prevenção e gestão como intervenções para aumentar a prevalência do envelhecimento bem-sucedido em idosos coreanos. (Lee & Song, 2015).

Haque e seus colegas (2016) realizaram um estudo na Tailândia com base no quadro de envelhecimento ativo da OMS para descobrir os factores determinantes do envelhecimento ativo e os seus indicadores para o desenvolvimento de políticas e programas centrados no envelhecimento ativo numa sociedade envelhecida. Utilizando a análise fatorial exploratória dos dados do Inquérito às Pessoas Idosas de 2011 na Tailândia (n=23 801 idosos), descobriram os factores determinantes do nível de envelhecimento ativo e testaram a estrutura fatorial do género do envelhecimento ativo. O estudo revelou diferentes estruturas de factores do envelhecimento ativo para ambos os sexos. O estudo concluiu que o nível de envelhecimento ativo não é elevado na Tailândia e que havia uma diferença significativa no AAI entre homens e mulheres, sendo o índice médio de envelhecimento ativo mais elevado nas mulheres (0,66) do que nos homens (0,62). (Haque et. al., 2016).

Outro estudo de Haque (2016) testou o modelo de envelhecimento ativo para os idosos tailandeses e a sua discrepância em diferentes regiões da Tailândia. Após uma análise fatorial exploratória dos modelos de envelhecimento ativo para os idosos tailandeses, é utilizada uma análise fatorial confirmatória para justificar os modelos de envelhecimento ativo para os idosos do sexo feminino e masculino e o resultado é uma diferença significativa por sexo, mas não há diferença significativa nas regiões da Tailândia (Haque, 2016). Ambos os estudos se centraram nos idosos para satisfazer as necessidades de saúde, promover uma vida profissional mais longa, organizar um programa de aprendizagem ao longo da vida e melhorar as condições financeiras/económicas para aumentar o nível de envelhecimento ativo dos idosos na Tailândia (Haque, 2016; Haque, et. al., 2016). O conceito de envelhecimento ativo foi reconhecido como um constructo latente que não tem uma variável dependente específica e clara para o medir e pode ser determinado por vários factores latentes ou não observados. O constructo de AA é influenciado por vários grupos de determinantes ou factores determinantes, incluindo os determinantes transversais, ou seja, o género e a cultura. Estes factores determinantes não são observados ou são latentes e cada um deles pode ser apresentado através de alguns indicadores predefinidos. (OMS, 2002; Malanowski et. al., 2008)

Um estudo tem como objetivo validar a construção do envelhecimento ativo e testar empiricamente o modelo de Envelhecimento Ativo da OMS (2002) numa amostra de 1322 idosos que vivem na comunidade. Foi realizada uma análise fatorial exploratória seguida de uma análise fatorial confirmatória e os resultados não confirmaram o modelo de envelhecimento ativo. O estudo chegou a um modelo de seis factores (saúde, componente psicológica, desempenho cognitivo, relações sociais, componente bio-comportamental e personalidade) que explicam 54,6% da variância total. Este estudo implicou que a contribuição das variáveis objectivas e subjectivas para o envelhecimento ativo e que as variáveis psicológicas são importantes para o conceito de envelhecimento ativo. Argumentam que o envelhecimento ativo pode variar em diferentes contextos e culturas e pode ser utilizado para orientar intervenções específicas baseadas na comunidade e no indivíduo. (Paúl et al., 2012)

Walker (2002, 2008) e Walker e Foster (2015) tentaram examinar o conceito de envelhecimento ativo e a forma como este difere do conceito de "envelhecimento bem-sucedido". Em particular, o envelhecimento ativo representa uma abordagem mais holística e orientada para o curso de vida do que o envelhecimento bem-sucedido, uma vez que este é dominado por uma perspetiva económica ou de produtividade restrita e é também cego em termos de género. Argumenta-se que uma abordagem de envelhecimento ativo tem o potencial de permitir que os países respondam com sucesso aos desafios do envelhecimento da população devido ao seu foco abrangente e ênfase na responsabilidade social e individual. (Foster & Walker, 2015; Walker, 2002, 2008)

O "envelhecimento ativo" é um tema que tem merecido uma atenção crescente nos debates científicos e políticos sobre o envelhecimento, mas não existe consenso sobre o seu significado real. Um estudo propôs uma classificação pormenorizada de várias definições, com uma investigação crítica, que têm sido utilizadas desde a sua introdução. As diferenças subtis no que diz respeito a termos como "envelhecimento saudável" e "envelhecimento produtivo" também foram esclarecidas, uma vez que as definições anteriores tendiam a excluir os idosos frágeis. A estratégia do estudo prestou especial atenção à tradução do conceito de envelhecimento ativo, centrando-se em três princípios fundamentais: promover a adaptabilidade, apoiar a manutenção de relações emocionalmente próximas e remover as barreiras estruturais relacionadas com a idade ou a dependência (Boudiny, 2013).

Noutro estudo, Boudiny e Dimitri (2011) tentaram explicar uma diferenciação que é feita entre uma visão estreita do envelhecimento ativo (ou seja, centrada no trabalho, nos cuidados e noutras actividades "tradicionais") e uma perspetiva ampla. São abordados os riscos da aplicação de um ponto de vista restrito, uma vez que tais abordagens se preocupam principalmente com os jovens idosos e a distinção entre comportamentos activos e passivos é ambígua. São discutidas as implicações políticas e de investigação do alargamento do discurso do envelhecimento ativo (Boudiny & Mortelmans, 2011).

Um estudo longitudinal realizado nos Países Baixos com o objetivo de avaliar a prevalência e os factores de risco das perturbações de ansiedade entre os idosos mostrou que as perturbações de ansiedade são comuns e altamente prevalecentes nos idosos do que nos adultos mais jovens e que os factores de risco no modelo de vulnerabilidade ao stress estão relacionados com o stress (acontecimentos recentes na vida, deterioração da saúde física e declínio cognitivo) ou os factores de vulnerabilidade (sexo, estatuto socioeconómico, estado civil, local de residência, acontecimentos catastróficos no início da vida) estão associados à idade (Beekman et. al., 1998).

O envelhecimento ativo, considerado na perspetiva da participação em actividades de lazer, promove a satisfação com a vida e o bem-estar pessoal. Fernández-Mayoralas G. et. al., (2015) realizaram um estudo sobre o declínio da saúde física e mental, a perda de capacidades funcionais e o enfraquecimento dos laços familiares e sociais representam uma barreira significativa para o envelhecimento ativo. A amostra foi agrupada em três grupos de pessoas: activos (27%), moderadamente activos (35%) e inactivos (38%). O estudo demonstrou que um nível mais elevado de atividade estava associado a uma melhor função cognitiva (escala de Pfeiffer), ao estado de saúde auto-percebido e à capacidade funcional, bem como a uma maior frequência de reuniões com familiares e amigos e a um nível de escolaridade mais elevado (Fernández-Mayoralas <u>G. et. al., 2015).</u> As políticas públicas têm por objetivo promover o bem-estar e, em última análise, a qualidade da vida futura. As perspectivas positivas do envelhecimento são sustentadas por uma série de abordagens ao envelhecimento bem-sucedido. Um estudo de acompanhamento postal mostra que apenas a abordagem psicológica ao envelhecimento bem-sucedido previu de forma independente a QV no acompanhamento. O aumento da utilização de cuidados preventivos, uma melhor gestão médica da morbilidade e a alteração dos estilos de vida dos idosos podem ter efeitos benéficos na saúde e na longevidade, mas podem não melhorar a sua QV. Foi argumentado que acrescentar anos à vida e vida aos anos pode exigir duas abordagens distintas e diferentes, uma física e outra psicológica (Bowling & Iliffe, 2011).

As actividades sociais, independentemente dos amigos ou da família, promovem obviamente o bem-estar, mas a diferença na qualidade das relações entre a família ou os amigos sugere efeitos diferenciados no bem-estar. Um estudo longitudinal concluiu que as actividades com a família aumentam os afectos positivos e negativos das pessoas idosas, mas não estão relacionadas com alterações na satisfação com a vida, ao passo que as actividades com os amigos aumentam os afectos positivos e a satisfação com a vida e diminuem os afectos negativos. O efeito das actividades sociais com amigos é muito importante e actua como amortecedor dos efeitos negativos do envelhecimento nas pessoas idosas. Um elevado nível de actividades sociais foi associado a um aumento ou manutenção do afeto positivo nos idosos, não havendo diferença entre as actividades realizadas com amigos ou familiares (Huxhold et. al., 2013).

Outro estudo de Huxhold, et. al., (2013) demonstrou que as actividades sociais informais em adultos mais velhos (65 anos ou mais) estão associadas a uma série de aspectos-chave do envelhecimento bem-sucedido, para além da estrutura da rede e do potencial de apoio social. O envolvimento em actividades sociais é particularmente benéfico para os adultos mais velhos se estes se considerarem agentes durante o seu desempenho (Herzog, et. al., 1998).

Na Austrália, foi efectuado um estudo com base em dados secundários de idosos reformados para analisar as principais diferenças sociais e demográficas entre os voluntários e os não voluntários. Os resultados do estudo revelaram que os voluntários têm muito mais probabilidades de pertencer a classes profissionais mais elevadas, têm menos probabilidades de trabalhar por conta própria e têm mais probabilidades de encarar a sua saúde de forma positiva. São discutidas as implicações destes resultados para a política social (Warburton, et. al., 1998).

Este estudo investiga a relação entre as actividades de lazer e o estatuto social dos idosos com base numa amostra heterogénea de holandeses. O perfil social confirma que as pessoas idosas têm menos contactos sociais e sentem-se frequentemente sós, e que as actividades de lazer, como o trabalho voluntário, as actividades culturais e outras evoluções sociais, explicam uma parte significativa das pessoas idosas nas redes sociais (Vera, 2013).

Alguns autores têm uma visão negativa do quadro de envelhecimento ativo da OMS. Um estudo australiano argumenta que o conceito de envelhecimento ativo desvaloriza de alguma forma o aumento da esperança de vida dos idosos social e economicamente desfavorecidos, porque a atividade física dos idosos pode marginalizá-los de cultura para cultura. O estudo sugere uma política que tenha em conta a diversidade cultural e implica que outros conceitos semelhantes ao do envelhecimento ativo podem ser melhores neste caso (Ranzijn, 2010).

Nos países da Comunidade de Estados Independentes (CEI), a noção de envelhecimento ativo está associada ao termo "envelhecimento acelerado", que é entendido como um indivíduo que vive uma vida em condições de vida difíceis ou uma sociedade que experimenta um rápido aumento no número relativo de pessoas idosas e, portanto, carrega uma conotação negativa, mas os programas devem ser implementados para melhorar o emprego, a participação social e promover a saúde e a vida independente das pessoas idosas. (Sidorenko & Zaidi, 2013)

Um artigo tentou rever a base das comunidades amigas da idade e examinar uma vasta gama de abordagens para identificar os atributos que estão relacionados com um ambiente sustentável para a geração mais velha na Austrália. (Lui et. al., 2009)

Bowling, (2009) realizou um estudo transversal e longitudinal para identificar as percepções dos idosos associadas ao envelhecimento ativo entre amostras etnicamente diversas e homogéneas de idosos na Grã-Bretanha. No estudo, foi recolhida a perceção individual do envelhecimento ativo; os inquiridos definiram o envelhecimento ativo como tendo saúde, boa forma física e exercício físico; factores psicológicos; papéis e actividades sociais; independência, vizinhança e facilitadores e os inquiridos etnicamente diversos eram menos propensos a definir o envelhecimento ativo como tendo saúde e boa forma física do que os inquiridos mais homogéneos. O estudo concluiu que as definições de envelhecimento ativo eram mais dinâmicas, em comparação com as definições de qualidade de vida e de envelhecimento bem sucedido (Bowling, 2009).

Após uma análise crítica do conceito de envelhecimento ativo, uma decomposição temática de 42 entrevistas transcritas com britânicos com 72 anos ou mais indica que o envelhecimento ativo é entendido em relação a factores físicos, cognitivos, psicológicos e sociais, mas que estes coexistem em combinações complexas. A noção de atividade no envelhecimento ativo é entendida em relação a uma distinção ativa ou passiva que enfatiza o aumento ou a diminuição dos poderes concretos de atividade. Sugeriram um quadro de "desafio e resposta" para a investigação futura sobre o envelhecimento ativo (Stenner, et. al., 2011).

A avaliação formativa reflectiu a satisfação dos participantes e as mudanças esperadas; as avaliações sumativas produziram alguns resultados bastante encorajadores utilizando desenhos quase-experimentais: aqueles que participaram nos programas aumentaram o seu exercício físico, melhoraram significativamente a sua dieta, relataram uma melhor memória, tiveram um melhor equilíbrio emocional e desfrutaram de mais actividades culturais, intelectuais, afectivas e sociais do que antes do curso, aumentando assim as suas relações sociais. estes resultados são discutidos no contexto da literatura comum dentro do campo e, também, tendo em conta as limitações das avaliações realizadas (Caprara et al., 2013).

O índice de envelhecimento ativo é sobretudo um índice composto de diferentes factores relevantes que consistem em variáveis indicadoras subjacentes. Estas variáveis são diferentes consoante a perspetiva e a cultura. A OMS sugeriu que se avaliassem as variáveis indicadoras e os factores para cada cultura e género. Diferentes estudos ajudam a construir o índice composto do envelhecimento ativo.

O índice de envelhecimento ativo é construído através das técnicas de redução de dados popularmente conhecidas como análise fatorial (Haque, 2016; Paúl et al., 2012). Para as variáveis inter-relacionadas, utiliza-se principalmente a técnica de rotação oblíqua, em que a rotação promax é bem conhecida e amplamente utilizada para obter os factores (Child, 2006; Fabrigar, et.al., 1999). O teste de esfericidade KMO e Bartlett e o gráfico Scree são utilizados para testar a adequação da amostra. Quanto maior o valor de Kaiser-Meyer-Olkin, maior a eficiência do fator e o qui-quadrado de Bartlett indica a adequação da amostra a um nível de significância de 5%. Após verificar a adequação amostral e a eficiência do fator, com base nas comunalidades e cargas fatoriais elevadas e valores de eigen maiores que 1 são utilizados como regra geral de redução do número de fatores, e assim os fatores são reconsiderados na construção. (Baglin, 2014.; Beavers et al., 2013; Brown, 2014; Browne, 2001; Child, 2006; Fabrigar et al., 1999; Nardo et al., 2005).

Vários estudos, por exemplo, Haque (2016), Haque, et. al., (2016) e Paul et al., (2012), MASS et. al., (20120 utilizaram o método de análise fatorial para construir o índice de envelhecimento ativo. Haque (2016), Haque e os seus colegas (2016) implicaram a análise exploratória após a análise fatorial confirmatória para validar o modelo e o índice de envelhecimento ativo foi calculado a partir do fator obtido. Um método semelhante foi utilizado por Paul, et al., (2012) para confirmar o modelo de envelhecimento ativo.

Este estudo utiliza uma abordagem de análise fatorial modificada para desenvolver um índice composto. A metodologia de construção de um índice composto foi utilizada em vários estudos para formular um índice de Envelhecimento Ativo (Haque, 2016; Haque et. al., 2016) e de Urbanização (MASS et. al., 2012), respetivamente. Os factores construídos a partir da redução dos dados são tratados como uma função linear do índice composto. Depois disso, esses factores são convertidos numa função das variáveis indicadoras (Haque, 2016; Haque et. al., 2016).

Um estudo realizado por Shan e Gerstenberger (2017), utilizando dados de inquéritos para medir as potenciais influências sobre o mexilhão-zebra, utilizou um método de valor p exato na tabela de contingência do qui-quadrado. O estudo colocou ênfase nas fontes de significância na associação e descobriu que os resíduos de células, tanto padronizados como ajustados, são usados para confirmar a associação significativa, que é um teste post-hoc do teste qui-quadrado significativo. Mas isto pode conduzir a um resultado insatisfatório devido à distribuição limitadora assimptótica dos resíduos. Assim, o estudo propôs outro método baseado no resíduo bruto, padrão e ajustado e na abordagem de Fisher (Shan & Gerstenberger, 2017).

2.2 Lacuna de investigação

O presente estudo baseia-se geralmente no quadro político da OMS em matéria de envelhecimento ativo para construir um modelo-quadro no contexto do Bangladeche. De um modo geral, os estudos no Bangladeche destinam-se a prestar cuidados médicos e de saúde aos idosos (Barikdar et al., 2016), a fim de melhorar a sua qualidade de vida e de lhes proporcionar um futuro melhor (Barikdar et al., 2016; Rahman et al., 2009; Kabir et al., 2013). Dado que o aumento da população idosa constitui um desafio para a sociedade, o comportamento e a medicina, a introdução do conceito multidimensional de envelhecimento ativo é importante para identificar os factores subjacentes. Diferentes estudos na revisão da literatura mostraram a importância do quadro, uma vez que o envelhecimento da população está a aumentar cada vez mais. No Bangladesh, não foi efectuado qualquer estudo para avaliar o quadro relacionado com o quadro político da OMS-2002. O conceito de envelhecimento ativo foi reconhecido como uma construção latente que não tem uma variável dependente específica e clara para o medir e pode ser determinado por vários factores latentes ou não observados. A construção do envelhecimento ativo é influenciada por vários grupos de determinantes ou factores determinantes, incluindo os determinantes transversais, ou seja, o género e a cultura. Estes factores determinantes não são observados ou são latentes e cada um deles pode ser apresentado através de alguns indicadores predefinidos. Este estudo tentou iniciar o conceito com variáveis indicadoras importantes e os factores determinantes para o Bangladesh, concentrando-se nos aspectos sociodemográficos, económicos, de saúde (física e psicológica) e ambientais que rodeiam a população idosa. À medida que o estudo avança, o envelhecimento ativo diferencial baseado nos factores pessoais e demográficos é avaliado com base em alguma literatura Haque, (2016), Haque, et. al., (2016) e Paul et. al., (2012).

2.3 Quadro teórico

As teorias são formuladas para explicar, prever e compreender fenómenos e, em muitos casos, para desafiar e alargar o conhecimento existente dentro dos limites de pressupostos críticos. O quadro teórico é a estrutura que pode conter ou apoiar uma teoria de um estudo de investigação. É constituído por conceitos e, juntamente com as suas definições e referências à literatura académica relevante, explica a razão de ser do problema de investigação em estudo.

O envelhecimento ativo é a principal preocupação para os riscos futuros, uma vez que a população está a envelhecer. O aumento do número de idosos não é uma bênção do ponto de vista social, económico e político. Para enfrentar o desafio, a OMS definiu o quadro político do envelhecimento ativo em 2002 como "*o processo de otimização das oportunidades de saúde, participação e segurança, a fim de melhorar a qualidade de vida à medida que as pessoas envelhecem*". Um estudo diferente também colocou ênfase na determinação do nível do índice para avaliar o conceito multidimensional, uma vez que é importante identificar os factores subjacentes que são construídos por domínios críticos (Rowe & Kahn, 1997). Como a revisão da literatura neste estudo explica a importância do Envelhecimento Ativo no contexto de países desenvolvidos e em desenvolvimento (Walker, 2002), como o Bangladesh (Rahman et al., 2009; Kabir et al., 2013; Tareque et al., 2014), este estudo é realizado como um passo inicial para desenvolver uma política relativa aos idosos e ao seu curso de vida. O estudo, baseado no modelo da OMS de 2002, tentou determinar as variáveis indicadoras e os factores determinantes que constroem o quadro.

Envelhecer bem (ou envelhecimento bem sucedido ou envelhecimento ativo) depende da capacidade funcional e da participação ativa em grupos sociais. Fried, et. al (2004) argumenta que os idosos que recebem serviços são mais activos do que os idosos que não recebem serviços, com ou sem deficiência. Mas o estudo coloca mais ênfase nas variáveis psicológicas que parecem contribuir para a construção da política de envelhecimento ativo (Paúl, et al., 2012).

São selecionadas diversas variáveis com base no modelo de Envelhecimento Ativo da OMS. O modelo da OMS foi construído de forma subjectiva e objetiva. A estrutura do modelo baseia-se nas diferenças culturais e de género. Outros factores que conduzem ao índice de AA não são observados e devem ser avaliados tendo em conta o contexto cultural e de género.

2.3.1 Quadro teórico para encontrar os factores do envelhecimento ativo e o nível de envelhecimento ativo

As variáveis indicadoras dos factores determinantes do envelhecimento ativo serão selecionadas com base no modelo de envelhecimento ativo da Organização Mundial de Saúde (OMS). Este estudo seguirá o seguinte quadro (Figura 2.1) para utilizar métodos de investigação para encontrar a estrutura dos factores e, consequentemente, o nível de envelhecimento ativo:

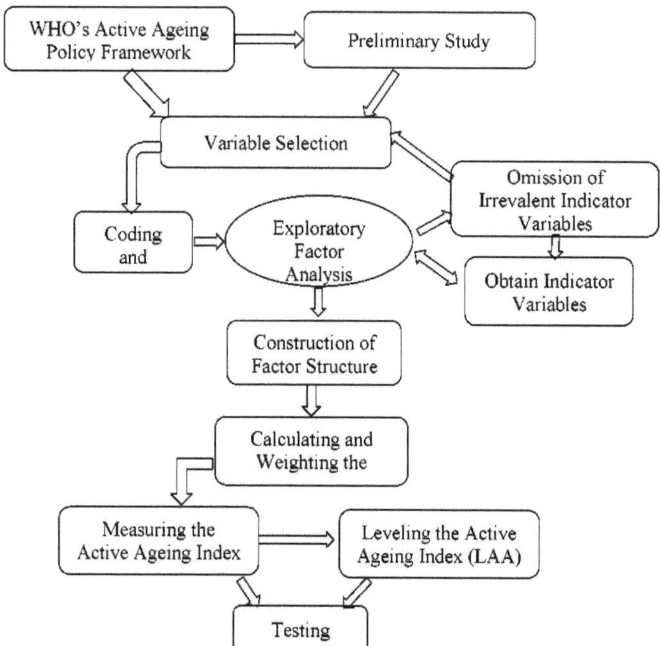

Figura 2.1: Quadro da estrutura dos factores do envelhecimento ativo e do nível de envelhecimento ativo.

CAPÍTULO III

METODOLOGIA

3.1 Introdução

Para avaliar o envelhecimento ativo, é necessário formular o índice do quadro, identificando a variável indicadora adequada. Essas variáveis indicadoras são utilizadas para construir os factores ou determinantes do modelo. É necessária uma técnica adequada de redução de dados que possa ajudar a reduzir uma grande quantidade de variáveis de dados a um pequeno número de tipos diferentes e a técnicas estatísticas sofisticadas para fins analíticos. O presente estudo utilizou o método da factorização do eixo principal como técnica de redução dos dados, com rotação promax, e a matriz de padrões foi utilizada para construir cada um dos factores. Os testes KMO e Bartlett, juntamente com o diagrama de dispersão, indicaram a eficiência dos dados e as comunalidades e cargas factoriais foram utilizadas para a seleção das variáveis. São necessários dados sobre a população idosa, juntamente com as suas caraterísticas básicas, para construir o modelo em que são incluídas as suas informações pessoais, de saúde e serviços relacionados com a saúde, socioeconómicas, psicológicas e ambientais. As variáveis pessoais incluem o sexo, a idade, o nível de escolaridade, o estado civil, o índice de Actividades da Vida Diária (alimentação, banho, vestir-se, dobrar-se, mobilidade, levantar, subir escadas, gerir dinheiro e subir de riquexó); a saúde e os serviços relacionados com a saúde incluem a condição física, o estado de doença, o tabagismo, o exercício, a audição, a visão, as quedas, a medicação e o tratamento médico; a variável socioeconómica inclui o nível de educação, o trabalho, o rendimento, a satisfação com o rendimento, as poupanças, o envolvimento na organização de idosos, a participação em grupos sociais, a escassez de dinheiro para remover, a informação diária; a variável psicológica inclui o nível de felicidade, o sono, o sentido da vida, a concentração no trabalho, a autossatisfação, os sentimentos negativos, a satisfação pessoal, conjugal e com as amizades; e a variável ambiental inclui o sentimento de segurança, as actividades de lazer, a satisfação com o local de habitação, as condições do local de habitação. Geralmente, os dados deste tipo de estudo não são disponibilizados pelas agências nacionais do Bangladesh, pelo que a fonte de dados é um projeto em curso que recolhe dados sobre a qualidade de vida e o envelhecimento ativo para este estudo.

O presente capítulo representa um esboço do estudo global, desde as fontes de dados da área de estudo até à seleção de variáveis, com uma breve descrição e as técnicas estatísticas necessárias que são utilizadas para construir a pontuação do envelhecimento ativo e o seu nível de significância em diferentes perspectivas.

3.2 Área de estudo

A área da cidade de Rajshahi, no Bangladesh, foi escolhida para a recolha dos dados do projeto em curso do meu trabalho de investigação, após consulta do meu honorável supervisor. O distrito de Rajshahi foi criado em 1772. O distrito é constituído por uma City Corporation, incluindo 4 metropolitan thana, 25 union parishads, 30 wards, 170 mahallahs, 310 mouza e 341 aldeias; juntamente com 9 upazillas, 71 unions, 1678 mouza, 1727 aldeias, 14 paurashavas, 126 wards e 306 mahallahs. O município de Rajshahi foi criado em 1876 e transformado em corporação municipal em 1991. Geograficamente, a cidade de Rajshahi está situada no Barind Tract e situa-se a 24°22'26" Norte e 88°36'04" Este.

Quadro 3.1: Caraterísticas da empresa municipal de Rajshahi

Corporação	*Administrativo*	Thana	Ala	Mahallah	Agregados	Aldeias

da cidade de Rajshahi	*área*	4	30	170	93545	
	Demografia	Masculino	Feminino	Rácio entre os sexos	Tamanho médio do	Densidade (por km2)
		232974 (51.80%)	216782 (48.19%)	107	4.81	4318
	Religioso	Muçulman	Hindu	Cristão	Budista	Outros
		422130 (93.86%)	24217 (5.38%)	1962 (0.44%)	107 (0.02%)	1340 (0.30%)

Fonte: Estatísticas distritais 2011, Rajshahi, BBS-junho

Para descrever a metodologia da investigação, utilizam-se as seguintes partes -

3.3 Fonte de dados

Os dados foram utilizados a partir de um projeto em curso sobre "Envelhecimento ativo e qualidade de vida das pessoas idosas na cidade de Rajshahi no Bangladesh", conduzido no Departamento de Ciências da População e Desenvolvimento de Recursos Humanos da Universidade de Rajshahi. O procedimento de recolha de dados do inquérito seguiu o método do questionário e do inquérito domiciliário para recolher os dados. Os dados foram recolhidos através de um inquérito domiciliário a pessoas com 60 anos ou mais de diferentes zonas da cidade de Rajshahi.

Os dados foram recolhidos nos bairros 3, 7, 12, 26 e 27 da corporação da cidade de Rajshahi.

3.4 Amostra e dimensão da amostra

No método de inquérito domiciliário, foram recolhidos dados totais de 700 pessoas idosas com idades compreendidas entre os 60 anos ou mais, entrevistadas no bairro acima mencionado da Rajshahi City Corporation, tendo em conta o estatuto socioeconómico diferente do inquirido com 60 anos ou mais.

3.5 Seleção de variáveis

De acordo com o modelo da OMS, vários determinantes têm a sua influência e estes determinantes devem ser avaliados e compreendidos cuidadosamente para medir e desenvolver as políticas de envelhecimento ativo (*OMS*, 2002; Haque, et. al., 2016). Os determinantes transversais da AA, ou seja, o género e a cultura, devem ser revelados para uma melhor implicação política. A OMS ilustrou todo o processo de AA seguindo a figura.

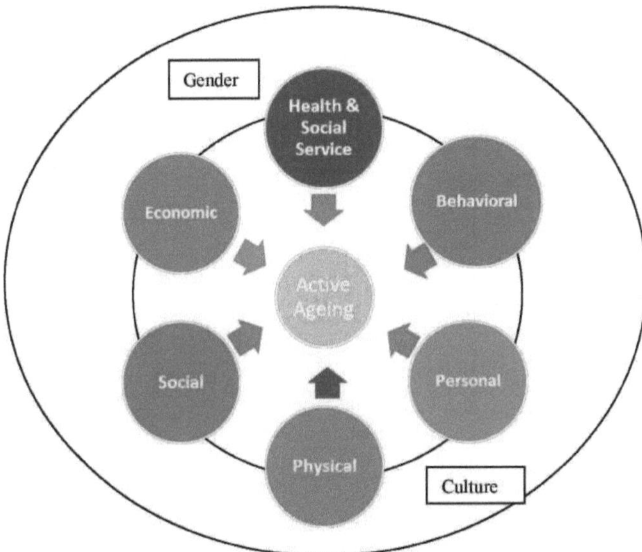

Figura 3.1: Modelo de factores determinantes do envelhecimento ativo da Organização Mundial de Saúde.

De acordo com o modelo, foram selecionadas várias variáveis para o estudo da cidade de Rajshahi, a fim de avaliar a situação do envelhecimento ativo em Rajshahi. O modelo da OMS adoptou vários factores determinantes no modelo com alguns indicadores relevantes. Estas variáveis indicadoras são utilizadas para construir uma variável latente ou factores determinantes que não são observados e que têm de ser validados numa perspetiva diferente.

Neste estudo, foram selecionadas 27 variáveis indicadoras para validar o modelo. Devido à mesma área administrativa, assumiu-se também que a variação cultural do Envelhecimento Ativo é insignificante. Os dados são recolhidos junto de idosos de ambos os sexos em diferentes categorias etárias a partir dos 60 anos. As variáveis são selecionadas de acordo com o quadro teórico do modelo de envelhecimento ativo da OMS e são escolhidas algumas variáveis de substituição, ou seja, os factores teóricos determinantes do envelhecimento ativo e os seus aspectos correspondentes, desenvolvidos pela OMS, são apresentados a seguir, e essas variáveis são mensuráveis

Quadro 3.2: Factores determinantes do envelhecimento ativo da Organização Mundial de Saúde e respectivas variáveis indicadoras

Factores determinantes	Variáveis dos indicadores
Saúde e serviço social	Promoção da saúde e prevenção de doenças, Serviços curativos, Cuidados de longa duração, Serviços de saúde mental
Determinantes comportamentais	Tabagismo ou Fumar, Atividade física, Alimentação saudável, Saúde oral, Álcool, Medicamentos
Ambiente social	Apoio social, Violência e abuso, Educação
Factores pessoais	Biologia e genética, factores psicológicos
Ambiente físico	Ambiente amigável, habitação segura, quedas, água limpa, ar puro e alimentos seguros (*ausência de poluição*)
Determinantes económicos	Salário ou rendimento, Segurança social, Trabalho

3.6 Variáveis indicadoras e sua codificação

Com base no modelo de envelhecimento ativo da OMS, foram selecionados para este estudo 38 indicadores ou variáveis observadas, incluindo algumas variáveis de substituição. A lista dessas variáveis e a sua codificação são apresentadas no quadro 3.3 seguinte.

Quadro 3.3: Variáveis indicadoras selecionadas e respectiva codificação

Variáveis selecionadas	Codificação
Categoria de idade	1= 80 e mais; 2= 70 a 79; 3= 65 a 69 e 4= 60 a 64
Condição física	0=Péssimo; 1=Bom; 3=Médio; 4=Bom; 5=Muito bom
Doença	0= Sim; 1= Não
Estado civil	1= Viúva; 2= Divórcio; 3= Separação; 4= Solteiro e 5= Casado
Fumar	0=Sim; 1=Não
Exercício	0=Não; 1=Sim
Visão	0=Não; 1=Sim
Audição	0=Não; 1=Sim
Cataratas	0=Sim; 1=Não
Ajuda social	0=Sim; 1=Não
Nível de felicidade	1= Menos feliz (1 a 4); 2= Feliz (5 a 6); 3= Mais feliz (7) e 4= Mais feliz (8 a 10)
N.º de doenças	0= Nenhuma doença; 1= Uma doença; 2= Duas ou mais doenças
Tomar medicamentos	0=Sim; 1=Não
Trabalho	1=Sim; 0=Não
Rendimento	1=Sim; 0=Não
Satisfação com o rendimento	1=Sim; 0=Não
Poupança	1=Sim; 0=Não
Envolver-se numa organização de idosos	1=Sim; 0=Não
Grupo social	1=Sim; 0=Não
Estatuto académico	0= Sem instrução; 1= Ensino primário; 2= Ensino secundário; 3=Ensino Secundário Superior e 4=Ensino Superior
Dores físicas	1= Muito; 2= Muito; 3= Moderadamente; 4= Pouco; 5= De modo algum
Dormir	1= Muito Insatisfeito; 2= Insatisfeito; 3= Nem satisfeito nem insatisfeito; 4= Satisfeito & 5= Muito Satisfeito
Capacidade de trabalho	1= Muito Insatisfeito; 2= Insatisfeito; 3= Nem satisfeito nem insatisfeito; 4= Satisfeito & 5= Muito Satisfeito
Concentração no trabalho	1= De modo algum; 2= Um pouco; 3= Uma quantidade moderada; 4= Muito & 5= Uma quantidade extrema
Capacidade de deslocação do corpo	1= De modo algum; 2= Um pouco; 3= Uma quantidade moderada; 4= Muito & 5= Uma quantidade extrema
Aproveitar a vida	1= Muito mau; 2= Mau; 3= Nem mau nem bom; 4= Bom; 5= Muito bom
Satisfação da vida pessoal	1= Muito Insatisfeito; 2= Insatisfeito; 3 Nem satisfeito nem insatisfeito; 4= Satisfeito; 5= Muito Satisfeito
Satisfação da vida conjugal	1= Muito Insatisfeito; 2= Insatisfeito; 3 Nem satisfeito nem insatisfeito; 4= Satisfeito; 5= Muito Satisfeito

Satisfação com o apoio dos amigos	1= Muito Insatisfeito; 2= Insatisfeito; 3 Nem satisfeito nem insatisfeito; 4= Satisfeito; 5= Muito Satisfeito
Sentir-se seguro	1= De modo algum; 2= Um pouco; 3= Uma quantidade moderada; 4= Muito & 5= Uma quantidade extrema
Sentimento negativo	1= Muito; 2 Muito; 3 Um valor moderado; 4= Um pouco e 5- De modo algum
Dinheiro suficiente para eliminar a escassez	1= De modo algum; 2= Um pouco; 3= Uma quantidade moderada; 4= Muito & 5= Uma quantidade extrema
Satisfação com o local de residência	1= Muito Insatisfeito; 2= Insatisfeito; 3= Nem satisfeito nem insatisfeito; 4= Satisfeito; 5= Muito Satisfeito
Satisfação com os serviços de saúde	1= Muito Insatisfeito; 2= Insatisfeito; 3 Nem satisfeito nem insatisfeito; 4= Satisfeito; 5= Muito Satisfeito
Ambiente saudável	1= Muito mau; 2= Mau; 3= Nem mau nem bom; 4= Bom; 5= Muito bom
Uma vida com sentido	1= Muito Insatisfeito; 2= Insatisfeito; 3 Nem satisfeito nem insatisfeito; 4= Satisfeito; 5= Muito Satisfeito
Actividades da vida diária (ADL)	0= Grave(0); 1= Moderadamente Grave(1-8); 2= Moderadamente Independente(9-17); 3=Independente(18)
Capacidade física	1= De modo algum; 2= Um pouco; 3= Moderadamente; 4= Maioritariamente e 5= Completamente

Estas variáveis selecionadas são submetidas a uma análise fatorial exploratória para reagrupar as variáveis em factores não observados, a fim de interpretar o padrão e as relações e também para cumprir os objectivos. A análise fatorial é uma ferramenta estatística poderosa para resumir os dados, reagrupar as variáveis em grupos limitados para interpretar e compreender as relações e os padrões. Utiliza os procedimentos matemáticos para tentar descobrir o método de interpretação dos dados observados e dos padrões num conjunto de variáveis. (Child, 2006; Costello & Osborne, 2005). Na análise fatorial, a variável mensurável e observável pode ser reduzida a um menor número de variáveis latentes que partilham uma variância comum e também não observável, reduzindo a dimensionalidade (Bartholomew et. al., 2011, Cattell, 1973). Entre os dois tipos de análise fatorial, é realizada no estudo a Análise Fatorial Exploratória (AFE). Esta análise pode ajudar a encontrar as relações entre as variáveis indicadoras e os factores determinantes, também designada por estrutura dos factores, e a compreender as variáveis não observadas (factores determinantes) que explicam as variáveis indicadoras (variáveis medidas). A análise fatorial exploratória ajudará a encontrar os factores determinantes não observados, tendo em conta algumas variáveis indicadoras que partilham uma variação comum no fator, pelo que a AFE fará com que as variáveis indicadoras significativamente correlacionadas sejam agrupadas num número mais reduzido de factores.

3.7 Definição de termos

3.7.1 *Índice das Actividades da Vida Diária (AVD):* No dicionário médico, as AVD são definidas como "as coisas que normalmente fazemos... tais como alimentarmo-nos, tomar banho, vestirmo-nos, arranjarmo-nos, trabalhar, fazer a casa, limparmo-nos depois de defecar e lazer". Mas pode variar consoante o indivíduo. Especificamente, inclui - tomar banho, higiene pessoal e asseio, vestir-se, higiene da casa de banho, mobilidade funcional e auto-alimentação. Neste estudo, a construção do índice ADL inclui a alimentação, o banho, o vestir, a flexão, a mobilidade, o levantar, o caminhar, a subida em riquexó ou carrinha e a gestão do dinheiro. Estas variáveis são rotuladas num intervalo de 0 a 2 (0=Não, 1=com ajuda e 2=sim, pode fazer sem ajuda). Em seguida, estes rótulos são adicionados individualmente, variando de 0 a 18. Depois, a pontuação global das ADL do indivíduo é dividida em 4 categorias designadas por grave (0), moderadamente grave (1-8), moderadamente independente (9-17) e independente (18). Assim, se se considerar que o indivíduo com ADL 0 é gravemente incapaz de realizar as suas actividades diárias e que o indivíduo com ADL 18 é capaz de realizar qualquer uma das suas actividades diárias sozinho, ou seja, de realizar as suas actividades diárias de forma independente.

3.7.2 Nível de felicidade: A felicidade é considerada a medida adequada do progresso social e o objetivo das políticas públicas (Relatório sobre a Felicidade Mundial, 2017) e está relacionada com o bem-estar, a qualidade de vida, o florescimento e o contentamento. O relatório sobre a felicidade mundial sublinha a base social da felicidade, comparando-a com as expectativas de vida, o diferencial de rendimentos, a saúde mental e física e as relações pessoais. Neste estudo, o nível de felicidade é categorizado em quatro grupos da escala de Likert de 10 pontos, ou seja, a escala de Likert de 1 a 4 é menos feliz, de 5 a 6 é feliz, o ponto da escala de Likert 7 indica uma vida mais feliz e acima de 8 a 10 é a pessoa mais feliz.

3.7.3 Estado civil: O estado civil é uma condição sociodemográfica importante e um ponto-chave da distribuição da população. A distribuição da população por estado civil é a distribuição percentual da população num determinado grupo etário pelas categorias de estado civil (UN DESA). Neste estudo, os dados sobre o estado civil são recolhidos nas categorias de solteiro, casado, viúvo, divorciado e separado.

3.8 Análise estatística

A metodologia utilizada numa investigação aplicada é tão importante como os dados. Nem todos os métodos são adequados para analisar todos os conjuntos de dados. A escolha de uma metodologia adequada para a obtenção e análise de um conjunto de dados é uma tarefa difícil para um investigador. Por esta razão, na maior parte das vezes, os investigadores utilizam uma metodologia alternativa para formar e analisar um conjunto de dados. Por fim, comparam os resultados obtidos a partir de diferentes metodologias e defendem a lógica em relação à realidade. É apresentada uma breve descrição dos métodos utilizados neste estudo.

A análise de componentes é apenas um método de redução de dados. É calculada sem ter em conta qualquer estrutura subjacente causada por variáveis latentes; os componentes são calculados utilizando toda a variância das variáveis manifestas, e toda essa variância aparece na solução (Ford et al., 1986). No entanto, os investigadores raramente recolhem e analisam dados sem uma ideia *a priori* sobre a forma como as variáveis estão relacionadas (Floyd & Widaman, 1995). O objetivo da análise fatorial é revelar quaisquer variáveis latentes que façam com que as variáveis manifestas se co-variem. Durante a extração de factores, a variância partilhada de uma variável é separada da sua variância única e da variância do erro para revelar a estrutura fatorial subjacente; apenas a variância partilhada aparece na solução.

3.8.1 Análise fatorial

A análise fatorial é o método estatístico mais conhecido em psicologia, educação, ciências comportamentais e ciências sociais, que permite testar teorias que envolvem variáveis difíceis de medir diretamente e ajuda a encontrar um conjunto de variáveis observadas que se enquadram no fator subjacente, com base numa estrutura fatorial específica para formar uma medida mais fiável que explica a relação entre as variáveis observadas (Beavers et al., 2013; Child, 2006; Costello & Osborne, 2005; James Baglin, 2014). Resume um conjunto de variáveis observadas em algumas variáveis latentes específicas, denominadas factores, que partilham uma variância comum (Child, 2006; Fabrigar, Wegener, MacCallum, & Strahan, 1999; Yong & Pearce, 2013). Mas a realização de uma análise fatorial deve ser tomada com alguma decisão metodológica. (Fabrigar et al., 1999).

A partir da literatura, é óbvio que os factores demográficos, socioeconómicos e outros têm um efeito influente no Envelhecimento Ativo. A análise fatorial é a técnica estatística mais famosa para identificar variáveis subjacentes. É frequentemente utilizada para identificar um pequeno número de factores que explicam a maior parte da variância observada num número muito maior de variáveis manifestas através da Factorização do Eixo Principal utilizando a rotação Promax, que é uma outra técnica de redução de dados. Utilizando a análise fatorial, é possível obter um pequeno número de variáveis não observadas (ou latentes) (designadas por fator) a partir de uma grande lista de variáveis possíveis que podem explicar a maior parte da sua variação pelo fator. Mais uma vez, os factores reduzidos tornam-se mais úteis e fáceis de identificar os factores mais influentes da AA através da análise de regressão multivariada ou da análise de regressão logística binária multivariada. Foram utilizadas várias técnicas de rotação na análise dos factores. A rotação oblíqua é utilizada quando os dados respeitam o pressuposto da normalidade e as variáveis estão correlacionadas. Tal como na literatura, as variáveis das ciências sociais estão normalmente correlacionadas entre si, pelo que a técnica de rotação oblíqua (especificamente a Promax) é utilizada para extrair os factores.

3.8.1.1 Metodologia: A AF tenta representar um conjunto de variáveis observadas X1, X2, ... Xn em termos de um número de factores comuns e de um fator que é único para cada variável. Os factores comuns ou as variáveis latentes explicam um certo número de variáveis correlacionadas (variáveis indicadoras). Na AF, assume-se que as variáveis observadas são padronizadas ($\mu=0$ e $\sigma^2 =1$), pelo que a AF se baseia na matriz de correlação dessas variáveis observadas.

Suponha-se que as variáveis observadas são X1, X2, ... Xn, que os factores comuns são F1, F2, ... Fm e que os factores únicos são U1, U2, . Un, então as variáveis podem ser expressas como uma função linear dos seguintes factores

$$X_1 = a_{11}F_1 + a_{12}F_2 + a_{13}F_3 + \cdots . + a_{1m}F_m + a_1U_1$$

$$X_2 = a_{21}F_1 + a_{22}F_2 + a_{23}F_3 + \cdots . + a_{2m}F_m + a_2U_2$$

$$X_n = a_{n1}F_1 + a_{n2}F_2 + a_{n3}F_3 + \cdots . + a_{nm}F_m + a_nU_n$$

Em cada uma destas equações de regressão, a AF procura encontrar os coeficientes a11, a12,... anm que melhor reproduzem as variáveis observadas a partir dos factores e estes factores são ponderados da mesma forma que os coeficientes de regressão, que são designados por cargas. Neste modelo, a11 é a carga da variável X1 sobre F1, a23 é a carga da variável X2 sobre F3 e assim por diante.

Quando os factores não estão correlacionados, a soma dos quadrados das cargas da variável X1, nomeadamente $a11^2 + a12^2 + \ldots + a13^2$, mostra a proporção da variância da variável que é explicada pelos factores comuns, denominada comunalidade. Quanto maior for a comunalidade para cada variável, mais bem sucedida é a solução da análise fatorial. Da mesma forma, a soma dos quadrados dos coeficientes de um fator mostra a proporção da variância de todas as variáveis que é explicada pelo fator.

3.8.1.2 Análise fatorial exploratória: A análise fatorial exploratória (AFE) é geralmente utilizada no domínio da avaliação e da avaliação da psicologia, da educação, das ciências do comportamento e das ciências sociais, que permite testar teorias que envolvem variáveis difíceis de medir diretamente e ajuda a encontrar um conjunto de variáveis observadas que se enquadram no fator subjacente para formar uma medida mais fiável (Beavers et al., 2013; Child, 2006; Costello & Osborne, 2005; James Baglin, 2014). Mas a realização de uma análise fatorial deve ser tomada com alguma decisão metodológica. (Fabrigar et al., 1999). O primeiro passo para modelar ou avaliar um modelo em diferentes escalas é a análise fatorial exploratória. Esta revela padrões complexos do conjunto de dados através da variância comum explicada pelas variáveis e do teste de previsões. A AFE está mais alinhada teoricamente com os objectivos de explorar a dimensionalidade de uma escala que se propõe medir uma variável latente (Henson & Roberts, 2006; James Baglin, 2014). De um modo geral, a AFC é selecionada quando um investigador tem uma estrutura hipotética que explica a relação entre variáveis e deseja validar o ajuste de um modelo utilizando dados retirados de uma amostra. Por outro lado, a AFE é selecionada quando o investigador não pode assumir, a priori, uma estrutura para as relações das variáveis e tem de se basear na amostra para a estimar (Matsunaga, 2010). Isto ocorre normalmente quando novos instrumentos de avaliação ou escalas são desenvolvidos e testados pela primeira vez.

Sendo um processo complexo e multifacetado, Costello e os seus colegas tentaram explicar uma forma básica de compreender a AFE e descobrir algumas das melhores práticas dos resultados dos profissionais. Defenderam que, para obter os melhores resultados na AFE, o investigador deve preocupar-se com o método de extração, a técnica de rotação, a dimensão da amostra e o número de factores que têm de ser interpretados. (Child, 2006; Costello & Osborne, 2005)

3.8.1.3 Método de extração: Existem vários métodos de extração na análise fatorial e também disponíveis no SPSS, tais como os mínimos quadrados não ponderados, os mínimos quadrados generalizados, a máxima verosimilhança, a factorização do eixo principal, a factorização alfa e a factorização da imagem. Embora todos os métodos produzam a mesma estrutura, alguns autores defendem a escolha de um método em função da natureza da variável (Costello & Osborne, 2005; Henson & Roberts, 2006; Yong & Pearce, 2013). Se os dados são relativamente distribuídos normalmente, o ML é o melhor método para extrair porque calcula uma ampla gama de índices da bondade do ajuste do modelo que permite testes de significância de cargas fatoriais e correlações entre fatores e ICs. mas quando viola a suposição de normalidade multivariada Fabrigar sugere usar o método de fatoração principal, ou seja, fatoração do eixo principal que está disponível no SPSS.(Costello & Osborne, 2005; Fabrigar et al., 1999). Em casos especializados, ou para aplicações particulares, outras técnicas de extração (por exemplo, extração alfa) são mais apropriadas, mas a evidência de vantagem é escassa (Costello & Osborne, 2005). Em geral, o ML ou o PAF darão os melhores resultados, dependendo do facto de os dados serem geralmente distribuídos normalmente ou significativamente não normais, respetivamente (Costello & Osborne, 2005; Fabrigar et al., 1999).

3.8.1.4 Técnica de rotação: Depois de selecionar o método de extração, o profissional precisa de selecionar uma técnica de rotação que ajude a dar uma imagem simples e clara da estrutura dos dados. Tal como o método de extração, existem várias técnicas de rotação disponíveis na AFE, que se classificam em rotação oblíqua e rotação ortogonal. As rotações ortogonais são a varimax, a quartimax e a equamax, sendo a varimax a mais comum e a mais utilizada na rotação ortogonal. A rotação ortogonal produz principalmente matrizes de factores que são ortogonais por natureza, ou seja, não correlacionadas. Mas nas ciências sociais, espera-se que as variáveis e os factores estejam correlacionados em certa medida, pelo que a utilização da rotação ortogonal é incorrecta. Neste caso, podem ser utilizados os métodos de rotação oblíqua; oblimin, quartimin e promax; que assumem que os dados estão correlacionados. Entre as várias técnicas de rotação oblíqua, o método promax é amplamente aceite na AFE. (Costello & Osborne, 2005) No caso da rotação ortogonal, a matriz dos factores rodados é interpretada, mas no caso da rotação oblíqua, a matriz padrão é examinada para verificar as cargas dos factores e a matriz de correlação dos factores mostra a correlação entre os factores (Costello & Osborne, 2005; Fabrigar et al., 1999).

No processo matemático da AFE, a solução fatorial é obtida a partir da matriz de correlação de Pearson, de tal forma que cada fator sucessivo, assumindo que os dados foram medidos, pelo menos, numa escala de intervalo igual e que existe uma relação linear entre as variáveis (James Baglin, 2014), ou seja, cada um dos quais não está correlacionado com os outros factores, representa o máximo possível da variância da variável observada. A quantidade de variância representada por cada fator é demonstrada por uma quantidade denominada valor próprio, que é igual à soma das cargas quadráticas de um determinado fator. Isto significa que todas as variáveis têm cargas substanciais no primeiro fator (Costello & Osborne, 2005; Fabrigar et al., 1999; Yong & Pearce, 2013) Embora esta solução inicial seja coerente com o objetivo de explicar o máximo possível da variância total das variáveis observadas com o menor número possível de factores, o padrão inicial é frequentemente ajustado de modo a que cada variável individual tenha cargas substanciais no menor número possível de factores. Este ajustamento é designado por rotação para a estrutura simples, com o objetivo de obter um resultado mais interpretável.

Uma vez que a AF explica a correlação entre as variáveis observadas em termos de um número relativamente pequeno de factores, a solução fatorial consiste em tentar reproduzir a matriz de correlação original utilizando as cargas nos factores comuns para verificar a dimensão da discrepância entre as correlações originais e as reproduzidas; ou seja, quanto maior for a discrepância, menos bem sucedida foi a solução fatorial na preservação da informação na matriz de correlação original. No caso de factores não correlacionados, a correlação é obtida através da soma dos produtos dos coeficientes para as duas variáveis em todos os factores comuns e caso semelhante para a solução de três factores.

3.8.1.5 Decisão sobre o número de seleção dos factores: Embora a solução dos factores tenha um bom resultado no que diz respeito à quantidade de variância contabilizada para a reprodução exacta da correlação, pode falhar em termos de economia de descrição, parcimónia e poder explicativo. A decisão de manter os factores deve basear-se nessa base de estudo e deve situar-se entre os extremos de perder demasiada informação sobre a variável original e de ficar com demasiados factores. Assim, a melhor solução é manter todos os factores que têm valores próprios superiores a um na solução original.

3.8.1.6 Dimensão da amostra para a análise fatorial: Vários estudos sobre a análise fatorial tentaram dar ênfase à adequação da amostra, que pode ser parcialmente determinada pela natureza dos dados. Uma amostra mais pequena, mas *forte*, com comunalidades muito elevadas, sem cargas cruzadas e com cargas factoriais elevadas, é suficiente para estimar uma análise fatorial precisa. (Costello & Osborne, 2005; Fabrigar et al., 1999; Yong & Pearce, 2013). As comunalidades elevadas (0,8<) são as melhores, mas nas ciências sociais, a magnitude das comunalidades varia entre 0,3 e 0,7, o que também é aceitável para a análise fatorial. De acordo com Tabachnick e Fidell, as comunalidades de 0,32 são boas como regra geral porque sobrepõem aproximadamente 10% da variância com o outro item em cada fator

(Tabachnick & Fidell, 2001). Neste estudo, o número total de variáveis é de 38 e o número de observações é de 700, pelo que a dimensão da amostra do estudo é de 38:700 ou 19:350, ou seja, por cada item da variável há aproximadamente 18,4 observações, o que é adequado para a análise fatorial. Antes da extração dos factores, devem ser utilizados vários testes para avaliar a adequação dos dados dos inquiridos para a análise dos factores. Estes testes incluem o Kaiser-Meyer-Olkin (KMO) para medir a adequação da amostragem e o teste de esfericidade de Bartlett. O índice KMO, em particular, é recomendado quando o rácio entre casos e variáveis é inferior a 1:5. O índice KMO varia de 0 a 1, sendo 0,50 considerado adequado para a análise fatorial. Além disso, os valores do teste KMO que se situam entre 0,5 e 0,7 são medíocres, os valores que se situam entre 0,7 e 0,8 são bons, os valores que se situam entre 0,8 e 0,9 são óptimos e os valores superiores são soberbos (Hutcheson & Sofroniou, 1999). Mais uma vez, o teste de Bartlett de esfericidade da hipótese nula indica que a matriz de correlação original é uma matriz de identidade. Para que a análise fatorial funcione, são necessárias algumas relações entre as variáveis e, se a matriz de rotação se tornar uma matriz identidade, todos os coeficientes de correlação serão zero. O teste de esfericidade de Bartlett deve ser significativo ($p<.05$) para que a análise fatorial seja adequada.

3.8.2 Nível de envelhecimento ativo

A análise dos factores ajuda a descobrir a estrutura das variáveis observadas em factores não observados e, a partir destes, é possível medir o índice da estrutura dos factores. A partir da Factorização do Eixo Principal, obtêm-se vários factores não observados e essas pontuações dos factores podem ser utilizadas para estimar o Índice de Envelhecimento Ativo.

Este estudo utiliza uma abordagem de análise fatorial modificada para desenvolver um índice composto. A metodologia foi utilizada em vários estudos (Haque, 2016; Haque et. al., 2016; MASS et. al., 2012) para formular um índice de Envelhecimento Ativo e Urbanização, respetivamente. Este método ponderado define um peso específico para cada variável indicadora e ao índice é atribuído um valor específico para o nível de Envelhecimento Ativo. Os padrões dos factores nos dados foram identificados pelo método de factorização do eixo principal. Cada um dos factores obtidos explica uma certa quantidade da variabilidade total. O peso correspondente a uma determinada variável indicadora foi definido em função do coeficiente de correlação entre a variável indicadora e o fator. De seguida, as variáveis escaladas foram ponderadas e utilizadas na Análise Fatorial final. Em primeiro lugar, o índice de Envelhecimento Ativo foi definido como uma função linear do índice composto. Em seguida, foi convertido numa função das variáveis indicadoras originais para facilitar a sua atualização. (Haque, 2016; Haque et. al., 2016)

Se a pontuação do fator i^{th} for Fi, então os índices específicos do fator podem ser calculados através da seguinte fórmula

$$Index\ of\ Fi, fi = \frac{[Score\ of\ Fi - Min(Score\ of\ Fi)]}{[Max(Score\ of\ Fi - Min(Score\ of\ Fi)]}$$

Em que $Fi = i^{th}$ fator

Pontuação de $Fi = \sum ... n$ valor normalizado do indicador j de $Fi*Wji$

$Wji =$ peso do indicador j no fator i

Agora, combinando todos os índices dos factores, pode ser calculado um nível de envelhecimento ativo através da seguinte fórmula

$$AAL = \frac{\sum_{i=1}^{k} f_i v_i}{\sum_{i=1}^{k} v_i}$$

$$\text{where, } v_i = \frac{\lambda_i}{\sum_{i=1}^{k} \lambda_i} \quad \text{and} \quad \sum_{i=1}^{k} \frac{v_i}{\sum_{i=1}^{k} v_i} = 1$$

onde,

Aqui, k é o número de factores obtidos;

f_i é o índice de F_i;

v_i é a proporção da variância explicada por F_i e λ_i é o valor de Eigen de F_i.

3.8.3 Diferencial de envelhecimento ativo

O valor médio do nível de envelhecimento ativo pode ser testado através do teste t de amostras independentes, que consiste num teste que compara dois valores médios de dados contínuos ou intervalados ou de rácios normalmente distribuídos. Pressupõe que um modelo com variáveis dependentes e independentes tem uma pontuação média diferente da variável dependente devido à influência da variável independente. Trata-se, portanto, de uma análise de dependência. O teste t para amostras independentes baseia-se na distribuição t, porque a diferença da pontuação média de duas variáveis normais multivariadas que se aproximam da distribuição t. O teste t independente compara a pontuação média da mesma variável em que cada valor médio define o valor médio de cada grupo numa mesma variável. Indica se a diferença entre duas amostras independentes é uma diferença verdadeira e se as médias da população são significativamente diferentes ou se se trata apenas de um efeito aleatório.

As hipóteses nula e alternativa do teste t para amostras independentes podem ser expressas como

Ho: Não existe diferença entre as duas médias populacionais (μ μ_{12}) ou a diferença entre duas médias populacionais é igual a zero (0) vs.

H1: A H0 não é verdadeira, ou seja, a diferença entre as duas médias populacionais não é igual. ($\mu_1 \neq \mu_2$) ou a diferença entre duas médias populacionais não é igual a zero (0), em que μ_1 e μ_2 são as médias populacionais para os grupos 1 e 2, respetivamente.

Assume-se uma variância igual, ou seja, quando se assume que as duas amostras independentes são retiradas de populações com variâncias populacionais idênticas ($\sigma_1^2 = \sigma_2$), a estatística do teste t é calculada como

$$t = \frac{\bar{x}_1 - \bar{x}_2}{s_p \sqrt{\frac{1}{n_1} + \frac{1}{n_2}}}$$

E

$$s_p = \sqrt{\frac{(n_1 - 1)s_1^2 + (n_2 - 1)s_2^2}{n_1 + n_2 - 2}}$$

Onde

x_1 = Média da primeira amostra

x_2 = Média da segunda amostra

n_1 = Dimensão da amostra (número de observações) da primeira amostra

n_2 = Dimensão da amostra (número de observações) da segunda amostra

s_1 e s_2 são os desvios-padrão da primeira e da segunda amostra, respetivamente, e s_p é o desvio-padrão agrupado

Neste teste t para amostras independentes, parte-se do princípio de que as variâncias são iguais. Se o pressuposto de variâncias iguais for violado, a variância da amostra agrupada pode levar a uma conclusão errada, o que pode afetar a precisão das estatísticas do teste e, consequentemente, o valor p.

Neste caso, quando as amostras são retiradas de uma população com variâncias desiguais $(\sigma_1^2 \neq \sigma_2^2)$, , a estatística do teste é calculada como

$$t = \frac{\bar{x}_1 - \bar{x}_2}{\sqrt{\frac{s_1^2}{n_1} + \frac{s_2^2}{n_2}}}$$

Onde

x_1 = Média da primeira amostra

x_2 = Média da segunda amostra

n_1 = Dimensão da amostra (número de observações) da primeira amostra

n_2 = Dimensão da amostra (número de observações) da segunda amostra

s_1 e s_2 são o desvio-padrão da primeira e da segunda amostra, respetivamente, e

O resultado t calculado é então comparado com o valor crítico da tabela de distribuição t com graus de liberdade

$$df = \frac{(\frac{s_1^2}{n_1} + \frac{s_2^2}{n_2})^2}{\frac{1}{n_1 - 1}\left(\frac{s_1^2}{n_1}\right) + \frac{1}{n_2 - 1}\left(\frac{s_2^2}{n_2}\right)}$$

E o nível de confiança escolhido. Se o resultado t calculado for superior ao resultado t crítico ou tabelado, a hipótese nula pode ser rejeitada ou aceite.

3.8.4 Associação (teste do qui-quadrado)

A estatística do qui-quadrado é normalmente utilizada para testar as relações entre variáveis categóricas. O estudo deve avaliar a relação entre o nível de envelhecimento ativo (LAA - categorizado em quartis) e as variáveis pessoais, sociodemográficas e económicas. Geralmente, a hipótese nula do teste do qui-quadrado é a de que não existe relação entre as variáveis na população, ou seja, as variáveis categóricas são independentes entre si, enquanto a alternativa implica a interdependência entre as variáveis.

H_0 = Duas variáveis categóricas são independentes uma da outra

H_1 = H_0 não é verdadeira ou as variáveis não são independentes entre si

Tenta avaliar o teste de interdependência utilizando a tabela bivariada. O teste de independência avalia se existe uma associação entre as duas variáveis, comparando o padrão observado e esperado nas células se fossem verdadeiramente independentes umas das outras outro. O cálculo da estatística do qui-quadrado é -

$$\chi^2 = \sum_{i=1}^{m} \sum_{j=1}^{n} \frac{(O_{ij} - E_{ij})^2}{E_{ij}}$$

Onde, O_{ij} é a frequência observada e E_{ij} é a frequência esperada.

Após o cálculo da estatística do qui-quadrado, esta é comparada com o valor crítico da distribuição do qui-quadrado para decidir se as células observadas são significativamente ($\rho < 0,00\alpha$) diferentes dos valores esperados das células.

3.8.5 Post Hoc χ^2

Quando o qui-quadrado global é significativo, é aplicado um método post hoc descrito por Shan e Gerstenberger (2017) utilizando a abordagem exacta de Fisher para descobrir a diferença significativa entre as células na análise do qui-quadrado. São frequentemente utilizados três métodos estatísticos;

resíduo bruto (diferença entre frequências observadas e esperadas), resíduo padrão (resíduo bruto pela raiz quadrada do valor esperado) e resíduo ajustado (ou método exato de Fisher). A forma matemática destes resíduos é a seguinte

$$R_{raw} = O_{ij} - E_{ij} \dots\dots\dots\dots\dots\dots (i)$$

$$R_{std} = \frac{R_{raw} = O_{ij} - E_{ij}}{\sqrt{E_{ij}}} \dots\dots\dots\dots\dots\dots (ii)$$

$$R_{adj} = \frac{R_{raw}}{\sqrt{E_{ij}(1 - {m_i}/{N}) * (1 - {n_j}/{N})}} \dots\dots\dots\dots\dots (iii)$$

Onde

$O_i j$ é a contagem observada de cada célula e E_{ij} é a contagem esperada de cada célula
N é o número total da amostra, m_i é o total marginal da linha
e n_j é o total marginal da coluna.

É óbvio que o R_{raw} só é calculado quando o tamanho da célula é grande e insuficiente para o tamanho baixo da célula para testar a hipótese. Neste caso, as estatísticas R_{std} e R_{adj} são utilizadas para testar a independência na ij-ésima célula, comparando as estatísticas de teste calculadas com o valor crítico da distribuição normal padrão. Quanto maiores forem os resíduos, maior será a contribuição destes resíduos para o teste do qui-quadrado global.

3.8.5.1 *Valor p exato Post Hoc (Post Hoc):* Shan e Gerstenberger (2007) propuseram a abordagem exacta de Fisher para testar a independência, a fim de ultrapassar a limitação assintótica, uma vez que a distribuição geralmente limitadora do valor p depende do total marginal da linha e da coluna e do tamanho da célula.

Sejam m_1, m_2, ... m_r e n_1, n_2, ..., n_c os totais marginais da linha e da coluna numa tabela de contingência r×c. A probabilidade de observar um dado com valores X= {x_{ij}, i=1,2, ...r & j= i, 2,...,c} é calculada como a seguinte distribuição de probabilidade hipergeométrica-

$$P(X) = \frac{(m_1! \, m_2! \dots m_r!)(n_1! \, n_2! \dots n_c!)}{(\prod_{i=1}^{r} \prod_{j=1}^{c} x_{ij}!)N!}$$

Seja T a estatística de teste para ordenar o espaço amostral e X^* os dados observados. Em seguida, o valor p exato baseado na abordagem de Fisher é calculado como

$$\sum_{X \in O(X*)} P(X)$$

Onde, $O(x*)$ = {X: |T(X)| ≥ |T(x*)|} é a região de rejeição, e P(X) é a probabilidade do dado X (Shan & Gerstenberger, 20i7).

Após a obtenção do valor significativo do teste do qui-quadrado, existem quatro abordagens para identificar a origem do resultado: o cálculo dos resíduos, a comparação das células, o ransacking e o particionamento. O procedimento mais fácil é o cálculo dos resíduos, que serve para identificar a célula específica que mais contribui para o resultado do teste do qui-quadrado, e a comparação de cada célula para identificar a diferença entre elas. Ambos os métodos podem ser utilizados no teste do qui-quadrado para testar a bondade do ajuste e a independência (Sharpe, 20i5). Este processo é muito útil quando a abordagem assintótica não é fiável devido a frequências de células relativamente demasiado pequenas (Shan & Gerstenberger, 2017). Para cada célula, o valor alfa é dividido pelo número total de células (r

× c). O ajustamento de Bonferroni é utilizado para a comparação múltipla quando o número de células na tabela de contingência é grande (McDonald & Gardner, 2000) e o tamanho da célula é relativamente pequeno (Shan & Gerstenberger, 2017). No método de Bonferonni, o alfa é dividido pelo número de células da tabela. Embora seja um método poderoso, o problema é a correlação. Mais tarde, Simes (1986) propôs um método melhorado que sugere ajustar o nível de significância multiplicando-o pelo valor p mais pequeno (Simes, 1986). O valor p exato indica as diferenças significativas em cada célula, comparando o tamanho observado e esperado da célula, o que leva a um resíduo maior. Quanto maior for o valor do resíduo bruto, maior é a distinção entre o valor observado e o valor esperado das células da tabela de contingência. Este resíduo maior indica a fonte de associação da tabela e o valor p é medido para identificar o grau de associação em cada célula.

CAPÍTULO IV

RESULTADOS E DISCUSSÃO

4.1 Introdução

O envelhecimento é um fenómeno global, que um país pode precisar de enfatizar em algum indicador para construir uma política que lhe permita utilizar o seu resumo. A Organização Mundial de Saúde, as Nações Unidas e muitas organizações voluntárias, juntamente com o corpo governante dos países membros, tentam tomar isto como um desafio e vários métodos, políticas e programas são feitos para implementar o bem-estar. Um deles é o quadro de políticas de envelhecimento ativo para a população idosa desenvolvido pela Organização Mundial de Saúde em 2002. Este estudo baseia-se no quadro político da OMS-2002 para determinar e construir o modelo de envelhecimento ativo e as suas variáveis indicadoras subjacentes que são adequadas para os idosos do Bangladesh e para associar o nível de envelhecimento ativo a diferentes variáveis pessoais e sociodemográficas. O estudo recente avalia igualmente as diferenças do nível de envelhecimento ativo em função do sexo, dos grupos etários, do estado civil, do nível de instrução, do número de doenças e do nível de felicidade.

No Bangladesh, este tipo de estudo ainda não foi efectuado e é necessário avaliar a construção política do modelo OMS-2002 no contexto da população idosa do Bangladesh. O principal objetivo do estudo é iniciar o conceito e o seu nível variado no sector possível.

Para cumprir os objectivos supramencionados, foram utilizados métodos proeminentes, ou seja, o método de redução de dados (análise fatorial exploratória e indexação composta), correlações, associação (qui-quadrado com post hoc) e técnicas diferenciais (estatísticas t) para encontrar os objectivos e, em seguida, representar o resultado com discussões são apresentados nas secções seguintes.

4.2 Caraterísticas gerais da população do estudo

A população do estudo foi selecionada em diferentes bairros da cidade de Rajshahi, no Bangladesh. Foram entrevistados 700 inquiridos, tanto do sexo masculino (386, 55,14%) como do sexo feminino (314, 44,86%), sendo a proporção entre os sexos de 122:100, com idades compreendidas entre os 60 anos e mais. A população idosa masculina é superior à feminina. O quadro 4.1.1 seguinte apresenta as caraterísticas de base da população estudada da cidade de Rajshahi. O quadro 4.1.1 mostra a percentagem da população do estudo de acordo com as caraterísticas demográficas, ou seja, o sexo, a faixa etária, a escolaridade e o estado civil.

Tabela 4.1.1: Distribuição percentual da população estudada de acordo com as caraterísticas de base

		Frequência (N)	Percentagem (%)	Percentagem acumulada
Género	Masculino	386	55.143	55.143
	Feminino	314	44.857	100.0
Categoria de idade	Mais de 80	67	9.6	9.6
	70 a 79	195	27.9	37.4
	65 a 69	219	31.3	68.7
	60 a 64	219	31.3	100.0
Educação	Sem educação	263	37.6	37.6
Estado	Ensino primário	195	27.9	65.4
	Ensino secundário	123	17.6	83.0

	Secundário superior	44	6.3	89.3
	Ensino superior ou licenciados	75	10.7	100.0
Estado civil	**Viúva**	220	31.4	31.4
	divórcio	7	1.0	32.4
	separação	4	.6	33.0
	solteiro	9	1.3	34.3
	Casado	460	65.7	100.0
Trabalho	**Não**	452	64.6	64.6
	Sim	248	35.4	100.0
Rendimento	**Não**	419	59.9	59.9
	Sim	281	40.1	100.0

O quadro 4.1.1 apresenta o grupo etário da população em estudo. A população idosa do estudo está dividida nas quatro categorias seguintes. A distribuição por grupos etários mostra que a percentagem da população idosa é mais elevada nos grupos etários dos 60 aos 64 anos (31,3%) e dos 65 aos 69 anos (31,3%) e que a percentagem do grupo etário dos 70 aos 79 anos é de 27,9% e a dos mais de 80 anos é de 9,6%, o que é muito baixo.

O quadro mostra igualmente a distribuição percentual da população idosa, tanto masculina como feminina, segundo o seu nível de instrução. A percentagem de analfabetos (sem instrução) é mais elevada (37,6%) do que todas as outras categorias. A percentagem de idosos com o ensino primário é de 27,9%, com o ensino secundário é de 17,6%, com o ensino superior é de 6,3% e apenas 10,7% dos idosos do sexo masculino e feminino concluíram o ensino superior.

O quadro 4.1.1 mostra a distribuição percentual do estado civil da população idosa. A maioria deles é casada (65,7%) e viúva (31,4%). A percentagem de divorciados, separados e solteiros é muito baixa: 1,0%, 0,6% e 1,3%, respetivamente.

Tabela 4.1.2: Distribuição percentual da população estudada de acordo com o índice ADL e o nível de felicidade

		Frequência (N)	Percentagem (%)	Percentagem acumulada
Actividades da vida diária (ADL)	**Grave (0)**	3	0.4	0.4
	Moderadamente grave (1-8)	55	7.9	8.3
	Moderadamente independente (9-17)	502	71.7	80.0
	Independente(18)	140	20.0	100.0
Nível de felicidade	**Menos feliz**	1116	16.6	16.6
	Feliz	240	34.3	50.9
	Mais feliz	140	20.0	70.9
	Mais feliz	204	29.1	100.0

O quadro 4.1.2 apresenta a distribuição percentual das actividades da vida diária e do nível de felicidade da população idosa da cidade de Rajshahi. Neste estudo, as actividades da vida quotidiana (AVD) são medidas através da indexação das actividades diárias (ou seja, tomar banho, lavar, vestir, dobrar-se, alimentar-se, gerir o dinheiro, subir escadas, mobilidade e subir em riquexó ou carrinha), cuja variável varia entre 0 e 18. Quanto maior for o valor da ADL, maior será a independência nas actividades diárias.

A figura acima indica que a maioria das pessoas idosas (71,7%) é moderadamente independente (9<ADL<17) para realizar as suas actividades diárias, como tomar banho, lavar, vestir, dobrar-se, alimentar-se, gerir dinheiro, subir escadas, mobilidade e subir em riquexó ou carrinha. Cerca de 20,0% dos idosos podem realizar as suas actividades diárias de forma independente (sem qualquer apoio ou ajuda). Mais uma vez, 7,9% da população idosa tem uma incapacidade moderada de realizar as suas actividades diárias e apenas 0,4% não consegue realizar as suas actividades diárias ou, por outras palavras, tem uma incapacidade grave de realizar as suas actividades diárias.

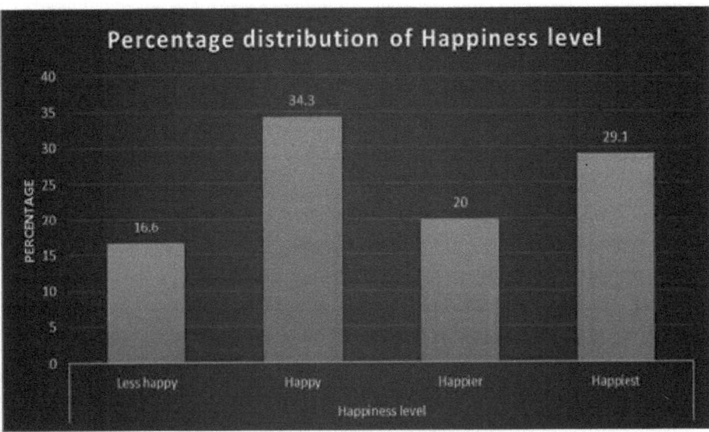

Figura 4.1: Distribuição percentual das pessoas idosas de acordo com o nível de felicidade.

A escala de Likert, baseada em 10, é utilizada para indicar o nível de felicidade dos idosos e, em seguida, é categorizada em quatro níveis diferentes, nomeadamente menos feliz (1 a 4), feliz (5 a 6), mais feliz (7) e mais feliz (8 a 10). A tabela acima mostra a distribuição percentual do nível de felicidade da população estudada (população idosa) e a figura Fig 4.3 representa a distribuição percentual do nível de felicidade da população idosa. A partir do gráfico, a maioria da população idosa (34,3%) encontra-se na categoria Feliz (5 a 6). Cerca de 16,6% dos idosos são menos felizes (1 a 4), 20,0% são mais felizes (7) e 29,1% são mais felizes (8 a 10). A partir da figura, pode dizer-se que o nível de felicidade da população idosa da cidade de Rajshahi é bom.

4.3 Análise Fatorial

A partir da literatura, é óbvio que os factores demográficos, socioeconómicos e outros têm um efeito influente no Envelhecimento Ativo. A análise fatorial é a técnica estatística mais famosa para identificar variáveis subjacentes. É frequentemente utilizada para identificar um pequeno número de factores que explicam a maior parte da variância observada num número muito maior de variáveis manifestas através da Factorização do Eixo Principal utilizando a rotação Promax, que é uma outra técnica de redução de dados. Utilizando a análise fatorial, é possível obter um pequeno número de variáveis não observadas (ou latentes) (designadas por fator) a partir de uma grande lista de variáveis possíveis que podem explicar a maior parte da sua variação pelo fator. Mais uma vez, os factores reduzidos tornam-se mais úteis e fáceis de identificar os factores mais influentes da AA através da análise de regressão multivariada ou da análise de regressão logística binária multivariada. Foram utilizadas várias técnicas de rotação na análise dos factores. A rotação oblíqua é utilizada quando os dados respeitam o pressuposto da normalidade e as variáveis estão correlacionadas. Tal como na literatura, as variáveis das ciências sociais estão normalmente correlacionadas entre si, pelo que a técnica de rotação oblíqua (especificamente a Promax) é utilizada para extrair os factores.

4.3.1 Factores do envelhecimento ativo

Foi realizada uma análise fatorial exploratória preliminar para ambos os sexos, utilizando 38 variáveis indicadoras, e 11 variáveis *(estado civil, tabagismo, exercício físico, visão, audição, quedas, ajuda social, nível de felicidade, sono, sentimento negativo, sentimento de segurança)* foram excluídas para utilização na análise da estrutura dos factores devido a comunalidades baixas (variância de uma variável explicada por todos os factores), ou seja, menos de 0,15 e cargas factoriais baixas. Em seguida, a AFE foi novamente executada para ambos os sexos, utilizando as restantes 27 variáveis indicadoras que constituem uma estrutura de seis factores. Os testes *KMO e Bartlett* revelam a significância da análise fatorial. Os dados são significativos para a análise fatorial (a 0,001) e a estatística Kaiser-Meyer-Olkin (KMO) revela um valor de 0,889 para ambos, o que indica que os dados são adequados para a análise fatorial ou, por outras palavras, que a AFE se justifica.

Após a exclusão das 11 variáveis indicadoras que apresentam comunalidades e cargas factoriais baixas, o estudo constrói seis factores através da Factorização do Eixo Principal (FPA) com a técnica de rotação promax, em que são utilizadas apenas 27 variáveis indicadoras. As cargas factoriais aceites são consideradas superiores a 0,4 na análise. Os factores são constituídos por diferentes dimensões de variáveis indicadoras. O quadro 4.2.2 seguinte apresenta a variável indicadora que constrói os seis factores do índice de envelhecimento ativo.

Quadro 4.2.1: Factores de envelhecimento ativo obtidos

	Fator					
Capacidade de trabalho	0.863					
Concentração no trabalho	0.778					
Capacidade de deslocação do corpo	0.739					
Capacidade física	0.714					
Dores físicas	0.708					
Aproveitar a vida	0.637					
Categoria de idade	0.618					
ADL	0.564					
Condição física	0.546					
Uma vida com sentido	0.477					
Satisfação da vida pessoal		0.762				
Satisfação dos amigos		0.694				
Satisfação da vida conjugal		0.604				
Satisfação com o local de residência		0.471				
Satisfação com o serviço de saúde		0.454				
Ambiente saudável		0.428				
Doença			0.972			
Número de doenças			-0.811			
Tomar medicamentos			0.674			
Poupança				0.628		
Satisfação com o rendimento				0.624		
Dinheiro para eliminar a escassez				0.621		
Educação				0.568		
Rendimento					0.826	
Trabalho					0.688	
Grupo social						0.647

Envolver-se numa organização de idosos						0.596
Valor próprio	7.866	2.587	2.284	1.718	1.375	1.109
% de variação explicada (62,737)	29.134	9.582	8.458	6.362	5.093	4.108
Medida KMO de adequação da amostragem = .889, Qui-quadrado significativo a p<0,001						
Método de extração: Factorização do Eixo Principal. Método de Rotação: Promax com Normalização Kaiser.						

4.3.2 Rotulagem dos factores

De acordo com o indicador, as variáveis que constituem cada fator devem ser devidamente rotuladas para a identificação dos factores.

O Fator 1 é constituído por 10 variáveis relevantes, tais como capacidade de trabalho, concentração no trabalho, capacidade de movimentar o corpo, capacidade física, dor física, gozar a vida, categoria de idade, AVD, condição física, vida com sentido. Como a maior parte das variáveis do Fator 1 está relacionada com a informação pessoal de um inquirido, pode ser designada por "Determinantes pessoais".

O fator dois é constituído por 6 variáveis indicadoras relevantes (satisfação com a vida pessoal, satisfação com os amigos, satisfação com a vida conjugal, satisfação com o local de residência, satisfação com os serviços de saúde, ambiente saudável). No fator 2, a maioria das variáveis define o nível de satisfação do inquirido, pelo que este pode ser designado por "Estado de satisfação".

O Fator 3 é constituído por 3 variáveis relevantes, tais como a doença, o número de doenças e a toma de medicamentos. O Fator 3 descreve principalmente a doença e as suas medidas preventivas. Por isso, este fator pode ser rotulado como "Doença e prevenção".

O fator quatro é constituído por 4 variáveis inter-relacionadas, tais como a poupança, a satisfação com o rendimento, o dinheiro para suprimir a escassez e a educação. O fluxo monetário e a segurança da poupança são descritos pelo fator quatro, que consiste nas variáveis mencionadas, pelo que a designação "Determinantes da Poupança" pode ser adequada.

O fator 5 é constituído por 2 variáveis, como o trabalho e o rendimento, num nível fictício (sim e não). Estas variáveis do fator quatro tentam descrever a atividade económica do idoso inquirido. Por isso, este fator pode ser designado por "Determinantes Económicos".

O último e *sexto fator* é considerado principalmente o envolvimento social na organização dos idosos e nos diferentes grupos sociais dos inquiridos. Este fator é designado por "Participação Social". Após a identificação dos factores extraídos dos dados, foi construída a seguinte tabela.

Quadro 4.2.2: Construção de uma tabela para novos nomes de factores juntamente com as variáveis indicadoras correspondentes

	Fator						Comunal
Capacidade de trabalho	0.863						0.698
Concentração no trabalho	0.778						0.622
Capacidade de deslocação do corpo	0.739						0.658
Capacidade física	0.714						0.577
Dores físicas	0.708						0.530
Aproveitar a vida	0.637						0.621
Categoria de idade	0.618						0.297
ADL	0.564						0.38
Condição física	0.546						0.472

	Pessoal Determinantes	Satisfação estatuto	Doença e Prevenção	Determinantes de poupança	Atividade económica	Social Participação
Uma vida com sentido	0.477					0.586
Satisfação da vida pessoal		0.762				0.463
Satisfação dos amigos		0.694				0.452
Satisfação da vida conjugal		0.604				0.295
Satisfação com o local de residência		0.471				0.472
Satisfação com o serviço de saúde		0.454				0.304
Ambiente saudável		0.428				0.499
Doença			0.972			0.909
Número de doenças			-0.811			0.761
Tomar medicamentos			0.674			0.45
Poupança				0.628		0.481
Satisfação com o rendimento				0.624		0.559
Dinheiro para eliminar a escassez				0.621		0.548
Educação				0.568		0.413
Rendimento					0.826	0.76
Trabalho					0.688	0.45
Grupo social						0.647	0.497
Envolver-se numa organização de idosos						0.596	0.343
Valor próprio	7.866	2.587	2.284	1.718	1.375	1.109
% de variação explicada (62,737)	29.134	9.582	8.458	6.362	5.093	4.108

Medida de adequação da amostragem de Kaiser-Meyer-Olkin= .889, Qui-quadrado significativo a p<0,001

Método de extração: Factorização do Eixo Principal. Método de Rotação: Promax com Normalização Kaiser.

Nesta análise fatorial, foram encontrados seis factores determinantes do envelhecimento ativo para ambos os sexos na cidade de Rajshahi. A partir do padrão da estrutura dos factores, é muito difícil atribuir-lhes um nome, porque, de certa forma, a estrutura dos factores do envelhecimento ativo diverge do modelo da OMS. Os factores sucessivos são designados por **"Determinantes pessoais"**, **"Estado de satisfação"**, **"Doença e prevenção"**, **"Determinantes da poupança"**, **"Atividade económica"** e **"Participação social"**, respetivamente. O modelo de seis factores construído explica 62,737% da variação total. A maior parte da variação é explicada pelo primeiro fator (Determinantes pessoais), que representa cerca de 29,134, e depois pelo Estado de satisfação, Doença e prevenção, Determinantes da poupança, Determinantes económicos e Participação social, que explicam cerca de 9,562, 8,45, 6,362, 5,093 e 4,108% da variação total, respetivamente.

4.3.3 Matriz de correlação dos factores

Tabela 4.2.3: Matriz de correlação dos factores

Factores	Pessoal Determinantes	Satisfação estatuto	Doença e Prevenção	Determinantes de poupança	Atividade económica	Social Participação
Determinantes pessoais	1.000	.501	.375	.522	.185	-.048
Estado de satisfação	.501	1.000	.121	.497	-.026	-.164
Doença e prevenção	.375	.121	1.000	.123	.232	-.015
Determinantes da poupança	.522	.497	.123	1.000	.129	.163

Atividade económica	.185	-.026	.232	.129	1.000	.302
Participação social	-.048	-.164	-.015	.163	.302	1.000

A Tabela 4.2.4, matriz de correlação dos factores, mostra a correlação entre os factores. A tabela indica que os determinantes pessoais estão moderadamente correlacionados com o estado de satisfação (0,5) e os determinantes da poupança (,52). O coeficiente de correlação entre o estado de satisfação e os determinantes da poupança é de 0,497. Mas a tabela mostra uma correlação negativa entre Determinantes Pessoais e Participação Social, Estado de Satisfação e Atividade Económica, Estado de Satisfação e Participação Social e Doença e Prevenção e Participação Social. Por outras palavras, a Participação Social está negativamente correlacionada com Determinantes Pessoais (-.048), Estado de Satisfação (-.164) e Doença e Prevenção (.015). E a Atividade Económica está negativamente correlacionada com o Estado de Satisfação (-.026).

4.3.4 O Nível de Envelhecimento Ativo (LAA)

Neste estudo, o foco principal é a medição do índice de envelhecimento ativo dos idosos da cidade de Rajshahi. O método de medição do índice é seguido por alguns estudos mencionados na revisão da literatura. O índice médio de envelhecimento ativo é de 45. 20, com um desvio-padrão de 14,38158. O índice implica um índice fraco. Sendo um país em desenvolvimento, em comparação com o Índice de Desenvolvimento Humano fornecido pelo PNUD, o índice médio de envelhecimento ativo na cidade de Rajshahi é inferior.

A pontuação do envelhecimento ativo foi agrupada em quatro categorias para análise posterior (especialmente associação). Neste estudo, as pontuações são divididas em quatro grupos de acordo com a distribuição de percentis e os níveis são apresentados na tabela 4.2.4 seguinte. Cada um dos níveis de Envelhecimento Ativo (LAA) é obtido e classificado nas categorias Inferior (10,04 a 35,04), Moderado (35,16 a 45,19), Moderado Superior (45,22 a 55,24) e Superior (55,41 a 84,88), por ordem crescente das pontuações. A tabela seguinte mostra o intervalo de LAA, a média e o desvio-padrão de cada nível de Envelhecimento Ativo. A partir da tabela, o valor médio dos níveis Inferior, Moderado, Moderado Superior e Superior do Envelhecimento Ativo é de 27,2643, 40,2129, 50,2478 e 64,2646, respetivamente, e o desvio padrão é de 5,74812, 2,86972, 2,82460 e 6,50077, respetivamente.

Tabela 4.2.4: Nível de Envelhecimento Ativo (LAA) com os seus intervalos, média e desvio padrão

Nível de envelhecimento ativo	Intervalo de LAA (min-max)	Média	Desv. Dev.
Inferior	10.04- 35.04	27.2643	5.74812
Moderado	35.16- 45.19	40.2129	2.86972
Superior Moderado	45.22- 55.24	50.2478	2.82460
Superior	55.41- 84.88	64.2646	6.50077
Total	10.04- 84.88	45.4974	14.38158

O nível de envelhecimento ativo é ainda utilizado para a associação com o sexo, as variáveis pessoais e outras variáveis sociais e demográficas. O valor médio mais elevado do nível superior de envelhecimento ativo indica que o índice de envelhecimento ativo é inferior ao de outros países, nomeadamente Portugal, Alemanha e Tailândia, e que é necessário melhorar globalmente a situação da população idosa do Bangladesh.

4.3.5 Correlação

Nas ciências sociais, é geralmente possível que as variáveis de uma população em estudo estejam inter-relacionadas entre si. Este estudo também mostra a correlação entre a pontuação do envelhecimento ativo e diferentes variáveis quantitativas, como a idade, o nível de felicidade e as AVD, na seguinte tabela 4.2.5.

Quadro 4.2.5: Coeficientes de correlação entre a pontuação do envelhecimento ativo, a idade, o nível de felicidade e o índice ADL

		Correlações			
		Ativo Índice de envelhecimento	Idade (em anos)	Nível de felicidade	Actividades da vida diária
Índice de Envelhecimento Ativo	*Correlação de Pearson*	1	-.432**	.444**	.692**
	Sig. (bicaudal)		.000	.000	.000
Idade (anos)	*Correlação de Pearson*	-.432**	1	-.155**	-.459**
	Sig. (bicaudal)	.000		.000	.000
Nível de felicidade	*Correlação de Pearson*	.444**	-.155**	1	.279**
	Sig. (bicaudal)	.000	.000		.000
Actividades da vida diária	*Correlação de Pearson*	.692**	-.459**	.279**	1
	Sig. (bicaudal)	.000	.000	.000	
**. A correlação é significativa ao nível de 0,01 (bicaudal).*					

O quadro 4.2.5 mostra uma correlação elevada entre a pontuação do envelhecimento ativo e as AVD, sendo o coeficiente de correlação de 0,692 ao nível de significância de 1%, o que implica que, à medida que as AVD aumentam, a pontuação do envelhecimento ativo também aumenta. Da mesma forma, a pontuação do envelhecimento ativo está positivamente correlacionada com a pontuação do envelhecimento ativo e o coeficiente de correlação é de 0,444, o que também implica que, à medida que o nível de felicidade aumenta, a pontuação do nível de envelhecimento ativo também aumenta. Mais uma vez, a pontuação do envelhecimento ativo está negativamente correlacionada com a idade em anos. O coeficiente de correlação é de -0,432, o que implica que, à medida que a idade aumenta, a pontuação do envelhecimento ativo diminui.

4.4 Diferenças de género no nível de envelhecimento ativo

Este estudo também revela a diferença de género do índice de envelhecimento ativo. Utilizou-se o teste t e o teste do qui-quadrado de Pearson para revelar a diferença real entre os sexos do índice de envelhecimento ativo e o teste do qui-quadrado post hoc (os pormenores do teste do qui-quadrado post hoc estão disponíveis na secção de metodologia. A estatística t de Student é utilizada para testar a diferença média entre idosos do sexo masculino e feminino no CCR.

Tabela 4.2.6a: Tabela para a diferença média do índice de envelhecimento ativo por sexo

	N	Média	Std. Desvio	Std. Erro Média	t-pontuaçã o	df	valor p
Género							
Ativo Masculino	386	48.30	15.30548	.77903			
Índice de					5.853	698	0.001
envelheci Feminino	314	42.05	12.33457	.69608			
mento							

A tabela 4.2.6a acima mostra que a pontuação média do índice de envelhecimento ativo dos homens (48,30) é superior à das mulheres (42,05). A um nível de significância de 5%, a estatística de teste t é de 5,853 com 698 df, o que é superior ao valor tabelado. Assim, o índice de envelhecimento ativo é significativamente (p<0,05) diferente nos idosos do sexo masculino e feminino do CCR.

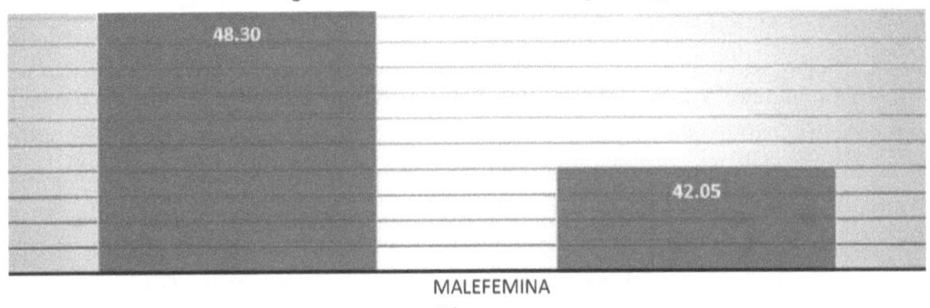

Figura 4.2: Média do índice de envelhecimento ativo para os idosos do sexo masculino e feminino.

Outro quadro 4.2.6b apresenta o valor médio do nível de envelhecimento ativo para homens e mulheres separadamente.

Tabela 4.2.6b: Nível de Envelhecimento Ativo (LAA) com os seus intervalos, média e desvio padrão para homens e mulheres separadamente

Nível de envelhecimento ativo (LAA)	Média		Intervalos (Mín-Máx)		Desvio Std. Desvio	
	Masculino	Feminino	Masculino	Feminino	Masculino	Feminino
Inferior	27.57	26.94	10.04-35.04	11.15-34.90	5.15551	6.31815
Moderado	40.07	40.31	35.37-44.92	35.16-45.19	2.95196	2.82218
Superior Moderado	50.61	49.83	45.22-55.24	45.25-55.22	2.86780	2.73256
Superior	65.07	61.80	55.73-84.88	55.41-81.96	6.65931	5.34095

A tabela acima mostra uma imagem do nível de envelhecimento ativo de homens e mulheres e indica que o valor médio do nível de envelhecimento ativo para homens e mulheres é quase o mesmo, exceto no nível superior do envelhecimento ativo, em que a pontuação média dos homens (65,07) é superior à das mulheres (61,80).

O valor médio diferencial pode ter falta de exatidão no micro contexto. É por isso que é efectuado um novo teste do qui-quadrado com um teste post hoc (proposto por Shan e Gerstenberger, 2017).

A tabela 4.2.6c seguinte representa o qui-quadrado do género e do nível de envelhecimento ativo, assumindo que não existe associação entre eles.

Quadro 4.2.6c: Associação entre o nível de envelhecimento ativo e o sexo dos idosos

Género		Nível de envelhecimento ativo				Total	Qui-quadrado df	valor p
		Inferior	Moderado	Superior Moderado	Superior			
Masculino	N	89	71	94	132	386 100.0%	45.579 3	0.001
	Esperado N	96.5	96.5	96.5	96.5			
	Residual	-7.50	-25.50	-2.50	35.50			
	Valor p exato (de post hoc)	0.219178	0.000010	0.725648	0.000000			

	N	86	104	81	43			
Feminino	Esperado N	78.5	78.5	78.5	78.5	314 100.0%		
	Residual	7.50	25.50	2.50	-35.50			
	Valor p exato (de post hoc)	0.219178	0.000010	0.725648	0.000000			

Nota: a um nível de significância de 5% (α= 0,05)

O quadro 4.2.6c mostra a associação entre o nível de envelhecimento ativo e o sexo. A hipótese nula é que não existe associação entre o género e o nível de envelhecimento ativo. O valor da estatística do teste do qui-quadrado de Pearson é 45,579, que é superior ao valor tabelado com 3 graus de liberdade. Ao nível de significância de 5%, o valor calculado é superior ao valor tabelado, pelo que se pode rejeitar a hipótese nula e concluir que existe uma associação significativa entre o género e o nível de envelhecimento ativo da população idosa.

A partir do teste post hoc para cada célula que está significativamente associada ao sexo e ao nível de envelhecimento ativo, verifica-se que, para o sexo masculino, o valor observado é inferior ao valor esperado, pelo que o resíduo bruto é negativo (-25,50) e o valor p exato mostra uma diferença significativa entre o valor observado e o valor esperado do sexo masculino no caso do nível moderado de envelhecimento ativo. Inversamente, a diferença entre o valor observado e o valor esperado é positiva (25,50) para o sexo feminino, o que conduz a uma diferença significativa entre o valor esperado e o valor observado dos idosos do sexo feminino que obtiveram um nível moderado de envelhecimento ativo.

Mais uma vez, para os homens, o valor observado é superior ao valor esperado, pelo que o resíduo bruto é positivo (35,50) e o valor exato de p mostra uma diferença significativa entre o valor observado e o valor esperado dos homens no caso do nível superior de envelhecimento ativo. Inversamente, a diferença entre o valor observado e o valor esperado é negativa (-35,50) para o sexo feminino, o que conduz a uma diferença significativa entre o valor esperado e o valor observado dos idosos do sexo feminino que obtiveram o nível superior de envelhecimento ativo.

O quadro político europeu do envelhecimento ativo é cego em termos de género. (Foster & Walker, 2015). Mas, com algumas exceções, a OMS referiu que a diferença na esperança de vida desde o nascimento, a elevada prevalência de doenças não transmissíveis, a saúde mental e as perturbações (incluindo a depressão, a ansiedade e os acontecimentos de vida stressantes) por género têm um enorme impacto no seu bom envelhecimento (OMS, 2007). A atividade diária é afetada pela natureza do sexo e pela perceção das diferenças entre os sexos (Rahman & Liu, 2000). A frequência do envelhecimento ativo é mais elevada nos homens do que nas mulheres, com padrões de envelhecimento distintos (López, et. al., 2011). A distinção biológica dos idosos e os efeitos no género têm impacto no envelhecimento ativo.

4.5 Diferencial de faixa etária do nível de envelhecimento ativo

O quadro seguinte, Quadro 4.2.7, mostra a associação entre o grupo etário dos idosos de ambos os sexos e o nível de envelhecimento ativo.

Quadro 4.2.7: Associação entre o nível de envelhecimento ativo e os grupos etários dos idosos de ambos os sexos

Grupos etários		Nível de envelhecimento ativo				Total	Qui-quadrado df	valor p
		Inferior	Moderado	Superior Moderado	Superior			
Mais de 80	N	35	18	9	5	67 100.0%	144.386 9	0.001
	Esperado N	16.75	16.75	16.75	16.75			
	Residual	18.25	1.25	-7.75	-11.75			

	Valor p exato	0.00000	0.766705	0.025106	0.000561	
70 a 79	N	88	46	35	26	195
	Esperado N	48.75	48.75	48.75	48.75	100.0%
	Residual	39.25	-2.75	-13.75	-22.75	
	Valor p exato	0.00000	0.627279	0.008410	0.000011	
65 a 69	N	36	68	60	55	219
	Esperado N	54.75	54.75	54.75	54.75	100.0%
	Residual	-18.75	13.25	5.25	0.25	
	Valor p exato	0.000469	0.014401	0.346809	1.00000	
60 a 64	N	16	43	71	89	219
	Esperado N	54.75	54.75	54.75	54.75	100.0%
	Residual	-38.75	-11.75	16.25	34.25	
	Valor p exato	0.00000	0.030256	0.002602	0.00000	

Nota: a um nível de significância de 5% (α= 0,05)

A partir da Tabela 4.2.7, o valor calculado do qui-quadrado para a associação entre "Grupos etários" e "Nível de envelhecimento ativo" é 144,386 com graus de liberdade 9, o que implica que, a um nível de significância de 5%, o valor calculado do qui-quadrado é superior aos valores tabelados do qui-quadrado com 9 df. Por conseguinte, existe uma associação significativa (p<0,001) entre "Grupos etários" e "Nível de envelhecimento ativo" a este nível de significância de 5%, o que implica que, à medida que a idade aumenta, o nível de envelhecimento ativo diminui.

A partir do teste post hoc para cada célula que está significativamente associada ao grupo etário e ao nível de envelhecimento ativo, para o nível inferior de envelhecimento ativo, o valor observado é superior ao valor esperado do grupo etário 70 a 79 (39,25) e Mais de 80 (18,25), pelo que o resíduo bruto é positivo, mais uma vez o valor observado é inferior ao valor esperado do grupo etário 60 a 64 (-38,75) e 65 a 69 (-18,75), pelo que o resíduo é negativo e o valor p exato mostra uma diferença significativa entre o valor observado e o valor esperado do nível inferior de envelhecimento ativo em todos os grupos etários. Do mesmo modo, para o nível superior de envelhecimento ativo, o valor esperado é superior ao valor observado, pelo que o resíduo é negativo no caso dos grupos etários 70 a 79 (22,75) e Mais de 80 (-11,75), mas no caso do grupo etário 60 a 64 o resíduo é positivo (34,25) porque o valor esperado é inferior ao valor observado. Assim, o teste post hoc mostra uma associação significativa entre o nível inferior de envelhecimento ativo em todos os grupos etários e o nível superior de envelhecimento ativo em todos os grupos etários, exceto no grupo etário dos 65 aos 69 anos.

O grupo etário (idade) é um importante fator demográfico cronológico que tem um enorme impacto na atividade, uma vez que está associado à morbilidade e comorbilidade e ao estado de saúde da pessoa idosa (fragilidade). A população com mais idade tem menos probabilidades de ser ativa devido à deterioração das células e à diminuição das funções dos diferentes órgãos. À medida que a idade aumenta, é muito importante para os idosos que o exercício do corpo e da mente seja fundamental para manter a saúde e o funcionamento. Com o avançar da idade, a função biológica e social e a função de participação ativa diminuem. À medida que a idade avança, as doenças não transmissíveis tornam-se as principais causas de morbilidade, incapacidade e mortalidade. O aumento da idade está associado a um baixo nível de funções corporais. Assim, o nível de envelhecimento ativo diminui à medida que a idade aumenta e este estudo também constatou que, à medida que a faixa etária aumenta, a percentagem do nível de envelhecimento ativo diminui de baixo para cima.

4.6 Diferencial de nível de educação do nível de envelhecimento ativo

A educação tem um impacto imenso enquanto variável social e pessoal na vida de um ser humano. Cria-lhes novas oportunidades e reforça o pensamento criativo para participarem na contribuição familiar, social ou nacional.

Quadro 4.2.8: Associação entre o nível de envelhecimento ativo e o nível de escolaridade dos idosos de ambos os sexos

Estatuto académico		Nível de envelhecimento ativo				Total	Qui-quadrado df	valor p
		Inferior	Moderado	Superior Moderado	Superior			
Sem educação	N	100	74	57	32	263 100.0%		
	Esperado N	65.75	65.75	65.75	65.75			
	Residual	34.25	8.25	-8.75	-33.75			
	Valor p exato	0.00000	0.149539	0.126780	0.00000			
Ensino primário	N	55	61	42	37	195 100.0%		
	Esperado N	48.75	48.75	48.75	48.75			
	Residual	6.25	12.25	-6.75	-11.75			
	Valor p exato	0.242869	0.019483	0.206244	0.024958		131.083 9	0.001
Ensino secundário	N	15	27	39	42	123 100.0%		
	Esperado N	30.75	30.75	30.75	30.75			
	Residual	-15.75	-3.75	8.25	11.25			
	Valor p exato	0.000345	0.423737	0.066450	0.011691			
Ensino superior	N	5	13	37	64	119 100.0%		
	Esperado N	29.75	29.75	29.75	29.75			
	Residual	-24.75	-16.75	7.25	34.25			
	Valor p exato	0.00000	0.000114	0.103699	0.000000			

Nota: a um nível de significância de 5% (α= 0,05)

A Tabela 4.2.8 mostra que o valor calculado do qui-quadrado para a associação entre "Nível de instrução" e "Nível de envelhecimento ativo" é 131,083 com graus de liberdade 09, o que implica que o valor calculado do qui-quadrado é superior aos valores tabelados do qui-quadrado. Por conseguinte, existe uma associação significativa (p<0,001) entre o "Nível de instrução" e o "Nível de envelhecimento ativo" a este nível de significância de 5%.

O teste post hoc revela a diferença real entre o nível de envelhecimento ativo e o nível de instrução. No caso do nível inferior de envelhecimento ativo, o valor observado é superior ao esperado e o resíduo é positivo (34,75), mas no caso do nível superior de envelhecimento ativo, o valor observado é inferior ao esperado, pelo que o resíduo é negativo (-33,75) para os idosos que não têm instrução. Para os idosos com o ensino secundário, o resíduo também é negativo (-15,75). Mais uma vez, para os idosos com um nível de educação superior, o valor esperado da célula é significativamente mais elevado do que o observado para o nível inferior e moderado de envelhecimento ativo e os resíduos são negativos 24,75 e 16,75, respetivamente. No entanto, o valor esperado é inferior ao observado no nível superior de envelhecimento ativo para os idosos com um nível de educação superior, pelo que o resíduo é positivo (34,25). Estas diferenças entre células mostram a associação significativa dessas células (p<0,05) e contribuem para a significância global da associação entre o nível de instrução e o nível de envelhecimento ativo.

A educação aumenta a perspicácia de uma pessoa. O estudo concluiu que o nível inferior e superior de educação está associado a um nível inferior de envelhecimento ativo. As evidências mostram que o nível de escolaridade pode alterar a função cognitiva, influenciar a relação social e a participação. O nível de educação superior está associado à função cognitiva (Springer, et. al., 2005, Anstey & Christensen, 2000), que está relacionada com a idade, o que leva a uma maior atividade dos idosos.

4.7 Diferencial conjugal do nível de envelhecimento ativo

O estado civil é outra variável social que tem um enorme impacto no envelhecimento ativo. Para efeitos de cálculo, o estado civil é reorganizado em três categorias: viúva, casada e outras (que consistem em separação, divorciada e solteira). O quadro seguinte é construído para mostrar a associação entre o estado civil e o nível de envelhecimento ativo.

Tabela 4.2.9: Associação entre o nível de envelhecimento ativo e o estado civil dos <u>idosos de ambos os sexos</u>

Estado civil		Nível de envelhecimento ativo				Total	Qui-quadrado df	Valor P
		Inferior	Moderado	Superior Moderado	Superior			
Viúva	N	79	77	40	24	220 100%		
	Esperado N	55.00	55.00	55.00	55.00			
	Residual	24.00	22.00	-15.00	-31.00			
	Valor p exato	0.000009	0.000050	0.006288	0.000000			
Casado	N	90	95	128	147	460 100%	62.12 6	0.000 1
	Esperado N	115.00	115.00	115.00	115.00			
	Residual	-25.00	-20.00	13.00	32.00			
	Valor p exato	0.000006	0.000322	0.021330	0.00000			
Outros	N	6	3	7	4	20 100%		
	Esperado N	5.00	5.00	5.00	5.00			
	Residual	1.00	-2.00	2.00	-1.00			
	Valor p exato	0.794718	0.432658	0.432658	0.794718			

Nota: a um nível de significância de 5% (α= 0,05)

A partir da Tabela 4.2.10, o valor do qui-quadrado calculado para a associação entre "Estado civil" e "Nível de envelhecimento ativo" é 62,12 com graus de liberdade 6, o que implica que o valor do qui-quadrado calculado é superior ao valor do qui-quadrado tabelado. Por conseguinte, existe uma associação significativa (p<0,05) entre o "Estado civil" e o "Nível de envelhecimento ativo" a este nível de significância de 5%.

O método post hoc revela que o estado civil da população idosa tem uma associação significativa entre o nível de envelhecimento ativo e o estado civil, especificamente para a população idosa casada e viúva na CCR. O valor observado é superior ao valor esperado para o nível inferior e moderado de envelhecimento ativo dos idosos viúvos, pelo que os resíduos são positivos 24,00 e 22,00, respetivamente. Mas para o nível superior de envelhecimento ativo, o resíduo é negativo (-31,00) devido aos valores esperados das células serem mais elevados do que o valor observado. Inversamente, o valor observado é inferior ao valor esperado para o nível inferior e moderado de envelhecimento ativo dos idosos casados, pelo que os resíduos são negativos -25,00 e -20,00, respetivamente. Mas para o nível superior de envelhecimento ativo, o resíduo é positivo (32,00) devido aos valores esperados da célula serem inferiores ao valor observado para os idosos casados. Estas diferenças são significativas (p<0,05) a um nível de significância de 5% e implicam uma associação significativa entre o estado civil e o nível de envelhecimento ativo.

A viúva ou o viúvo tinham maior risco de morte, e ter um cônjuge tinha menor risco de mortalidade do que os outros (Mostofa et. al., 2000). Outra evidência sugeriu que o estado civil e a atividade interna dos cônjuges são factores importantes para a atividade física e a participação em diferentes actividades físicas em adultos mais velhos (Pettee et. al., 2006).

4.8 Número de doenças e de nível de envelhecimento ativo

O número de doenças pode ser considerado como o estado de saúde e a condição pessoal da população idosa e as duas tabelas seguintes são construídas para mostrar a diferença média (tabela 4.2.11a) do nível de envelhecimento ativo e do estado de doença e também é feita uma associação entre eles na tabela 4.2.11.

Tabela 4.2.10a: Nível de Envelhecimento Ativo (LAA) com os seus intervalos, média e padrão

desvio para homens e mulheres separadamente

Nível de envelhecime nto ativo (LAA)	Média			Intervalos (Mín - Máx)			Desvio padrão		
	Nenhuma doença	1 doença	2 ou mais doenças	Nenhuma doença	1 doença	2 ou mais doenças	Nenhuma doença	1 doença	2 ou mais doenças
Inferior	30.96	30.53	26.93	27.68 - 34.24	21.75 - 34.70	10.04 - 35.04	4.63	4.44	5.78
Moderado	40.49	41.09	39.81	38.09 - 43.32	35.24 - 45.19	35.16 - 45.13	1.66	2.94	2.83
Superior Moderado	50.94	50.76	49.85	45.95 - 55.22	45.40 - 55.24	45.22 - 55.15	2.88	2.62	2.89
Superior	66.56	61.25	60.34	56.51 - 84.88	55.46 - 71.68	55.41 - 70.18	6.65	4.91	3.96
Total	62.66	48.90	38.62	27.68 - 84.88	21.75 - 71.68	10.04 - 70.18	10.55	10.03	11.68

A Tabela 4.2.10a mostra que, em todos os níveis de envelhecimento ativo, o valor médio do envelhecimento ativo é mais baixo nos idosos que têm 2 ou mais doenças do que nos que têm 1 doença e nos que não têm doença. No nível superior de envelhecimento ativo, a pontuação média do nível de envelhecimento ativo é muito mais elevada nos idosos que não têm qualquer doença (66,56) do que nos que têm uma doença (61,25) e nos que têm duas ou mais doenças (60,34). É então óbvio que,

Quadro 4.2.10b: Associação entre o nível de envelhecimento ativo e o número de doenças dos idosos de ambos os sexos

Número de doenças		Nível de envelhecimento ativo				Total	Qui-quadrado df	p˙ valor
		Inferior	Moderado	Superior Moderado	Superior			
2 ou mais doenças	N	159	116	101	27	403 100.0%		
	Esperado N	100.75	100.75	100.75	100.75			
	Residual	58.25	15.25	0.25	-73.75			
	Valor p exato	0.00000	0.007996	1.00000	0.00000			
1 doença	N	14	51	60	44	169 100.0%	336.453 6	0.001
	Esperado N	42.25	42.25	42.25	42.25			
	Residual	-28.25	8.75	17.75	1.75			
	Valor p exato	0.00000	0.082983	0.000374	0.759761			
Nenhuma doença	N	2	8	14	104	128 100.0%		
	Esperado N	32.00	32.00	32.00	32.00			
	Residual	-30.00	-24.00	-18.00	72.00			
	Valor p exato	0.00000	0.00000	0.000079	0.00000			

Nota: a um nível de significância de 5% (α= 0,05)

A partir da Tabela 4.2.10b, o valor do qui-quadrado calculado para a associação entre "Número de doenças" e "Nível de envelhecimento ativo" é 132,533 com graus de liberdade 12, o que implica que o valor do qui-quadrado calculado é superior aos valores do qui-quadrado tabelado. Por conseguinte, existe uma associação significativa ($p<0,05$) entre o "Número de doenças" e o "Nível de envelhecimento ativo" a este nível de significância de 5%.

A diferença de células mostra a associação exata entre o número de doenças e o nível de envelhecimento ativo. No caso de 2 ou mais doenças, o valor esperado da célula é inferior ao valor observado, o que conduz a um resíduo positivo (58,25) de nível inferior de envelhecimento ativo e o valor p (p<0,05) significa a associação. Mais uma vez, o valor da célula observada do nível superior de envelhecimento ativo é inferior ao esperado, pelo que o resíduo é negativo (73,75) e o valor exato de p prova uma associação significativa para aqueles que têm 2 ou mais doenças. No caso de 1 doença, a diferença de células é significativa no nível inferior (-28,25) e superior moderado (17,75) de envelhecimento ativo. Verifica-se também que, para os idosos que não têm doença, o valor observado é inferior ao valor esperado, pelo que o resíduo bruto é negativo no caso dos níveis inferior (-30,00), moderado (24,00) e superior moderado (-18,00) e o valor exato de p mostra uma diferença significativa entre o valor observado e o valor esperado da ausência de doença no caso dos níveis inferior, moderado e superior moderado de envelhecimento ativo. Inversamente, a diferença entre o valor observado e o valor esperado é positiva (72,00) para a ausência de doença, o que resulta de uma diferença significativa entre o valor esperado e o valor observado dos idosos que não têm doença e que obtiveram o nível superior de envelhecimento ativo.

A extensão e a natureza da dificuldade com as actividades da vida diária entre os idosos do Bangladesh estão associadas ao estado de saúde e de doença. O envelhecimento é geralmente definido como um processo de deterioração da capacidade funcional de um indivíduo que resulta de alterações estruturais com o avançar da idade e conduz à fragilidade. Assim, as doenças não transmissíveis (DNT) são mais frequentes nas pessoas idosas do que em qualquer outro grupo etário. No Bangladesh, a multimorbilidade e a comorbilidade são um cenário comum tanto nas zonas rurais como urbanas. Atualmente, os idosos recebem serviços médicos e de saúde gerais dos serviços de saúde públicos a vários níveis. O impacto negativo da comorbilidade no envelhecimento ativo pode ser atenuado através da promoção de uma auto-perceção positiva do envelhecimento nas pessoas idosas

4.9 Nível de felicidade e nível de envelhecimento ativo

Quadro 4.2.11: Associação entre o nível de envelhecimento ativo e o nível de felicidade dos idosos

homens e mulheres

Nível de felicidade		Nível de envelhecimento ativo				Total	Qui-quadrado df	valor p
		Inferior	Moderado	Superior Moderado	Superior			
Menos feliz 1 a 4	N	66	22	14	14	116 100.0%		
	Esperado N	29.00	29.00	29.00	29.00			
	Residual	37.00	-7.00	-15.00	-15.00			
	Valor p exato	0.00000	0.126442	0.000648	0.000648			
Feliz 5 a 6	N	63	79	68	30	240 100.0%	154.992 12	0.001
	Esperado N	60.00	60.00	60.00	60.00			
	Residual	3.00	19.00	8.00	-30.00			
	Valor p exato	0.645803	0.000645	0.167677	0.00000			
Mais feliz 7	N	31	40	28	41	140 100.0%		
	Esperado N	35.00	35.00	35.00	35.00			
	Residual	-4.00	5.00	-7.00	6.00			
	Valor p exato	0.445099	0.326044	0.155667	0.229816			
Mais feliz 8 a 10	N	15	34	65	90	204 100.0%		
	Esperado N	51.00	51.00	51.00	51.00			
	Residual	-36.00	-17.00	14.00	39.00			

	Valor p exato	0.00000	0.001483	0.009356	0.00000		

Nota: a um nível de significância de 5% ($\alpha = 0,05$)

A partir da Tabela 4.2.12, o estudo recente apresenta o valor calculado do qui-quadrado para a associação entre o "Nível de felicidade" e o "Nível de envelhecimento ativo" é 154,992 com graus de liberdade 12, o que implica que o valor calculado do qui-quadrado é superior aos valores tabelados do qui-quadrado. Por conseguinte, existe uma associação significativa ($p<0,05$) entre o "Nível de felicidade" e o "Nível de envelhecimento ativo" a este nível de significância de 5%.

Um estudo mais aprofundado do qui-quadrado significativo entre o nível de felicidade e o nível de envelhecimento ativo, o tamanho da célula observado é superior ao esperado, pelo que o resíduo é positivo (37,00) no caso do nível inferior de envelhecimento ativo, mas no caso do nível superior e moderado de envelhecimento ativo o valor observado é inferior ao esperado, pelo que os resíduos são negativos (-15,00) em ambos os casos. Também no caso do nível de Felicidade (5 a 6), o resíduo bruto é positivo (19,00) no caso do nível moderado e negativo (-30,00) no caso do nível superior de envelhecimento ativo. Não há diferença significativa no nível de Felicidade (7), mas para o nível de Felicidade do idoso mais feliz (8 a 10) o valor esperado é superior ao observado, pelo que os resíduos brutos são negativos no nível inferior (-36,00) e moderado (-17,00), mas para o nível superior de envelhecimento ativo o resíduo é positivo (39,00). Para estas diferenças significativas entre células, a associação global é significativa.

4.10 Discussão geral

A partir do resultado acima, utilizando os dados do projeto em curso, a análise exploratória de factores constrói um modelo que consiste em seis factores. O número de factores determinantes obtidos para ambos os sexos é o mesmo que o número hipotético da Organização Mundial de Saúde, mas os factores desviam-se do modelo atual da OMS-2002. Quando olhamos para o modelo da OMS, podemos ver que, à exceção do *determinante social*, todos os outros sofreram um rearranjo que levou a seis factores que não são semelhantes aos originais. No entanto, o "envelhecimento ativo" continua a ser uma construção complexa, em que a saúde e a adaptação psicológica desempenham o papel principal. Embora a participação social, os determinantes pessoais e a prevenção de doenças pareçam ser semelhantes, as variáveis subjacentes são diferentes. A análise fatorial confirmatória pode revelar o facto real do modelo obtido. O nível global de envelhecimento ativo obtido a partir da análise é muito baixo e varia entre 10 e 85 (o valor) em comparação com os outros países, ou seja, Tailândia, Portugal e outros países da UE. O nível de envelhecimento ativo é classificado em quatro grupos: inferior, moderado, superior, moderado e superior. Deve ser dada especial atenção aos factores determinantes do envelhecimento ativo da população idosa, uma vez que o valor médio do nível superior de envelhecimento ativo é de 64,26%. Para promover o envelhecimento ativo, deve ser dada atenção aos factores determinantes identificados do envelhecimento ativo e às suas variáveis indicadoras subjacentes.

A capacidade e a condição física funcional de um idoso têm uma grande influência no envelhecimento ativo. A promoção de serviços de saúde, tanto físicos como mentais, pode ajudá-los a agir corretamente. O nível de satisfação pessoal motiva o idoso a agir e a aumentar o seu nível de atividade. Os idosos economicamente independentes têm influência no envelhecimento ativo, o mesmo acontecendo com os idosos socialmente activos.

O aumento da idade dos idosos tem um efeito negativo no nível de envelhecimento ativo, pelo que são necessários cuidados e instalações especiais para os idosos de idades mais avançadas. O envelhecimento ativo depende da função física e psicológica. Um nível de felicidade mais elevado e uma maior atividade aumentam o nível de atividade, mas é preciso ter em conta que o envelhecimento pode constituir um obstáculo à função física e psicológica. Para acompanhar o ritmo da idade, o envelhecimento ativo pode ser implementado nas pessoas idosas no que diz respeito ao seu bem-estar físico e mental.

A diferença entre os sexos indica que o nível de envelhecimento ativo é mais elevado nos homens do que nas mulheres e que ambos precisam de ser melhorados. A existência de cônjuges tem um forte impacto na redução da mortalidade dos homens e mulheres idosos nas zonas rurais do Bangladesh, variando os efeitos significativamente em função do género (Rahman, 1999). A diferença biológica

O grupo etário (idade) é um importante fator demográfico cronológico que tem um enorme impacto na atividade, uma vez que está associado à morbilidade e comorbilidade e ao estado de saúde da pessoa idosa (fragilidade). À medida que a idade aumenta, a função biológica e social e a função de participação ativa diminuem. À medida que o indivíduo envelhece, as doenças não transmissíveis tornam-se as principais causas de morbilidade, incapacidade e mortalidade. O aumento da idade está associado a um baixo nível de funções corporais. Assim, o nível de envelhecimento ativo diminui à medida que a idade aumenta e este estudo também constatou que, à medida que o grupo etário aumenta, a percentagem do nível de envelhecimento ativo diminui de baixo para cima.

Indicadores sociais como a educação e o estado civil das pessoas idosas do Bangladesh têm um impacto significativo no envelhecimento ativo. O nível de instrução pode constituir a base do empenhamento social na tomada de decisões e da participação em qualquer atividade de voluntariado social. Pode também contribuir diretamente para as actividades económicas justas, dando prioridade ao seu valor social nas suas actividades. O estado civil de uma pessoa idosa pode fornecer a motivação básica para trabalhar mais. No caso das mulheres, o cenário pode ser diferente, mas o facto de a pessoa idosa casada do Bangladesh estar associada ao bem-estar subjetivo. Os dados mostram que o cônjuge de um idoso tem um risco menor de mortalidade e de comorbilidade do que o viúvo ou a viúva. A viúva ou o viúvo apresentavam um risco de morte mais elevado e o nível de escolaridade de alguns tinha um risco de mortalidade inferior ao de outros (Mostofa et. al., 2000).

As provas mostram que o bem-estar subjetivo e o estado de saúde dos idosos estão relacionados com a forma como a pessoa enfrentou a doença ou outros problemas de saúde, pelo que, para melhorar o estado de saúde subjetivo, devem ser tomadas medidas para prevenir ou reduzir a doença ou o tratamento da doença. Estas medidas também afectarão a independência dos idosos nas suas AVD básicas e aumentarão o seu nível de felicidade. Os cuidados especiais e os serviços de saúde destinados a prevenir o risco de doença da população idosa contribuirão para aumentar o nível de envelhecimento ativo dos idosos e, por conseguinte, os idosos terão boa saúde, segurança e participarão na sociedade.

CAPÍTULO V

CONCLUSÃO

5.1 Introdução

Na história da humanidade, o aumento da esperança de vida através da redução da mortalidade e da melhoria dos serviços médicos e de saúde é a maior conquista do século XX. No entanto, o rápido aumento da percentagem da população idosa é recentemente considerado uma questão importante para os países em desenvolvimento, um problema que já foi enfrentado pelos países europeus e outros países desenvolvidos. Nos países desenvolvidos, o envelhecimento já tinha sido detectado e enfrentava desafios resultantes da relação entre o envelhecimento e outros sectores económicos, políticos e administrativos. No Bangladesh, devido à transição demográfica, o país está a enfrentar o problema do envelhecimento da população. A transição demográfica do Bangladesh está a melhorar à medida que aumenta a qualidade de vida das pessoas, especificamente da população idosa, a expetativa de vida, os diferenciais de mortalidade, a modernização e o acesso a instalações de saúde ou médicas para todos os tipos de pessoas e a sensibilização para as doenças crónicas. O rápido crescimento da população idosa no Bangladesh está a tornar-se uma grande preocupação do ponto de vista social, económico e político. No entanto, uma questão tão importante ainda não se reflectiu efetivamente na agenda política do país. O quadro político do envelhecimento ativo definido pela Organização Mundial de Saúde tem, nesta situação, um grande impacto na aplicação de políticas destinadas à população idosa, para que esta possa dar o seu contributo nos sectores familiar, social, político ou económico do Bangladesh. O conceito de envelhecimento ativo é complexo e fenomenal, podendo diferir de perspectivas e contextos distintos, sendo necessário avaliá-lo adequadamente em cada país com base na cultura e no género. Demograficamente, o envelhecimento da população é um fenómeno global e o Bangladesh também não fica indiferente a esta realidade demográfica. Esta alteração das caraterísticas da população terá consequências graves para a sociedade, bem como para o desenvolvimento socioeconómico global do país. O presente estudo é realizado com base no quadro da OMS-2002, com o objetivo de construir o modelo para o Bangladesh, indicando os seus factores determinantes e as variáveis indicadoras no âmbito do modelo. O índice de envelhecimento ativo com diferenciação de género é outro objetivo do presente estudo para o Bangladesh. Este estudo também avalia o índice de envelhecimento ativo em diferentes variáveis pessoais e sociodemográficas possíveis.

5.2 Resumo do estudo

A população do estudo foi selecionada em diferentes bairros da cidade de Rajshahi, no Bangladesh. No total, foram entrevistados 700 inquiridos, tanto homens como mulheres, com idades compreendidas entre os 60 anos ou mais. A população idosa masculina (386, 55,14%) é superior à população idosa feminina (314, 44,86%). A distribuição por grupos etários da população idosa é mais elevada nos grupos etários dos 60 aos 64 anos (31,3%) e dos 65 aos 69 anos (31,3%) e a distribuição percentual dos grupos etários dos 70 aos 79 anos é de 27,9% e dos mais de 80 anos é de 9,6%. A percentagem indica que a maioria dos idosos é analfabeta (37,6%). Mais uma vez, a maioria da população idosa é casada (65,7%). No capítulo anterior, o Quadro 4.1.2 apresenta a distribuição percentual da população idosa de acordo com o índice de actividades da vida diária (ADL) e o nível de felicidade na cidade de Rajshahi. A maioria dos idosos (71,7%) é moderadamente independente (9<ADL<17) para realizar as suas actividades quotidianas e cerca de 20,0% dos idosos podem realizar as suas actividades quotidianas de forma independente (sem qualquer apoio ou ajuda). Na velhice, a maioria da população idosa (34,3%) é considerada feliz (5 a 6). Cerca de 16,6% dos idosos são menos felizes (1 a 4), 20,0% são mais felizes (7) e 29,1% são mais felizes (8 a 10).

O primeiro objetivo do estudo é encontrar os factores determinantes do envelhecimento ativo na cidade de Rajshahi. Para o primeiro objetivo do estudo, foram inicialmente selecionadas 38 variáveis do conjunto de dados do projeto em curso e para ambos os sexos na análise fatorial e 11 variáveis *(estado civil, tabagismo, exercício, visão, audição, quedas, ajuda social, nível de felicidade, sono, sentimento negativo, sentimento de segurança)* foram excluídas devido a comunalidades baixas (ou seja, menos de 0,15) e cargas factoriais baixas (ou seja, menos de 0,3) e as restantes 27 variáveis indicadoras contribuíram para constituir uma estrutura de seis factores. Os testes *KMO e Bartlett* (KMO=0,889; χ^2 é significativo a p<0,001) indicam que a análise fatorial ou, por outras palavras, a AFE foi justificada. O padrão obtido da estrutura de factores do envelhecimento ativo é, de certa forma, diferente do modelo da OMS. Explicou cerca de 62,737% da variação total. Os factores são rotulados de acordo com as suas variáveis indicadoras subjacentes, nomeadamente **"Determinantes pessoais"**, **"Estado de satisfação"**, **"Doença e prevenção"**, **"Determinantes da poupança"**, **"Atividade económica"**, **"Participação social"**.

O segundo objetivo do estudo é estimar o nível de envelhecimento ativo no contexto do Bangladesh. Para cumprir o objetivo, as pontuações dos factores são utilizadas para calcular os índices, seguidas de uma multiplicação pelos valores próprios e, em seguida, o índice de envelhecimento ativo é calculado através de um método composto descrito na secção sobre a metodologia. O índice médio de envelhecimento ativo da população idosa de ambos os sexos registado neste estudo é de 45,20, com um desvio-padrão de 14,38158 , que é inferior ao da Tailândia e ao de Portugal. Em seguida, o índice de envelhecimento ativo é agrupado em quatro categorias representadas na tabela 4.2.6 do capítulo anterior. Cada um dos níveis de Envelhecimento Ativo (LAA) é obtido e classificado nas categorias Inferior (10,04 a 35,04), Moderado (35,16 a 45,19), Moderado Superior (45,22 a 55,24) e Superior (55,41 a 84,88). O valor médio dos níveis Inferior, Moderado, Moderado Superior e Superior do Envelhecimento Ativo é de 27,2643, 40,2129, 50,2478 e 64,2646, respetivamente, e o desvio padrão é de 5,74812, 2,86972, 2,82460 e 6,50077, respetivamente.

O terceiro objetivo do estudo é identificar a relação entre o índice de envelhecimento ativo e diferentes variáveis pessoais (idade, ADL e nível de felicidade). A tabela de correlação do capítulo anterior mostra uma correlação positiva entre a pontuação do envelhecimento ativo e as AVD (0,692) e o nível de felicidade (0,444), o que implica que, à medida que as AVD e o nível de felicidade aumentam, o índice de envelhecimento ativo também aumenta. Mas a idade em anos está negativamente correlacionada (-0,432) com o índice de envelhecimento ativo, o que implica que, à medida que a idade aumenta, a pontuação de envelhecimento ativo diminui.

O quarto objetivo do estudo é testar o diferencial do nível de envelhecimento ativo entre os idosos do sexo masculino e feminino. No estudo, a Tabela 4.2.6a mostra que o valor médio do índice de envelhecimento ativo dos idosos do sexo masculino (48,30) é superior ao dos idosos do sexo feminino (42,05). Ao nível de significância de 5%, o resultado do teste estatístico t é 5,853 com 698 df, o que é superior ao valor tabelado. Assim, o índice de envelhecimento ativo é significativamente (p<0,05) diferente nos idosos do sexo masculino e feminino do CCR.

A Tabela 4.2.6c mostra que existe uma associação significativa (χ^2 =45,579, df= 3, p<0,05) entre o sexo e o nível de envelhecimento ativo, sob a hipótese nula de que não existe associação entre o sexo e o nível de envelhecimento ativo. No post hoc exato, o valor p indica uma diferença significativa entre o valor observado e o valor esperado do sexo masculino no caso do nível moderado (-25,50) e do nível superior (35,50) de envelhecimento ativo para o sexo masculino e, inversamente, a diferença entre o observado e o esperado é significativa para o nível moderado (25,50) e o nível superior (-35,50) de envelhecimento ativo para o sexo feminino. Assim, no nível superior de envelhecimento ativo, os homens têm mais probabilidades de serem activos do que as mulheres e a situação inversa ocorre no caso do nível moderado de envelhecimento ativo.

O quinto e último objetivo do estudo é testar a associação entre o nível de envelhecimento ativo e outras variáveis sociodemográficas e pessoais. Para responder a este objetivo, parte-se do princípio de que não existe associação entre o nível de envelhecimento ativo e as variáveis sociodemográficas e pessoais (i.e., grupo etário, nível de escolaridade, estado civil, número de doenças e nível de felicidade).

A Tabela 4.2.7 mostra que, a um nível de significância de 5%, o qui-quadrado calculado (χ^2 =144,386, df= 9, p<0,05) é superior ao valor tabelado, pelo que existe uma associação significativa entre o grupo etário e o nível de envelhecimento ativo da população idosa. O teste post hoc do valor exato de p para cada célula mostra que, para o nível inferior de envelhecimento ativo, a diferença significativa entre o valor esperado e o valor observado (resíduo bruto) é positiva no grupo etário 70 a 79 (39,25) e mais de 80 (18,25), mas negativa no grupo etário 60 a 64 (-38,75) e 65 a 69 (18,75). Do mesmo modo, para o nível superior de envelhecimento ativo, o resíduo é negativo no caso do grupo etário 70 a 79 (-22,75) e Mais de 80 (-11,75), mas no grupo etário 60 a 64 o resíduo é positivo (34,25). Assim, o teste post hoc mostra uma associação significativa entre o nível inferior de envelhecimento ativo em todos os grupos etários e o nível superior de envelhecimento ativo em todos os grupos etários, exceto no grupo etário dos 65 aos 69 anos.

A Tabela 4.2.8 mostra que, a um nível de significância de 5%, o qui-quadrado calculado (χ^2 =131,083, df= 9, p<0,05) é superior ao valor tabelado e que existe uma associação significativa entre o nível de instrução e o nível de envelhecimento ativo da população idosa. O teste post hoc revela que, no nível inferior de envelhecimento ativo, o resíduo é positivo (34,75), mas, no caso do nível superior de envelhecimento ativo, o resíduo é negativo (-33,75) para os idosos que não têm instrução. Para os idosos com o ensino secundário, o resíduo também é negativo (-15,75). Mais uma vez, para os idosos com educação superior, os resíduos são negativos para o nível inferior (-24,75) e moderado (16,75) de envelhecimento ativo. No entanto, o valor esperado é inferior ao observado no nível superior de envelhecimento ativo para os idosos com nível de educação superior, pelo que o resíduo é positivo (34,25). Estas diferenças entre células mostram a associação significativa dessas células (p<0,05) e contribuem para a significância global da associação entre o nível de instrução e o nível de envelhecimento ativo.

Mais uma vez, a tabela 4.2.9 do capítulo quatro mostra a associação significativa entre o estado civil e o nível de envelhecimento ativo a um nível de significância de 5% (χ^2 =62,12, df= 6, p<0,05). O valor observado é superior ao valor esperado do nível inferior e moderado de envelhecimento ativo dos idosos viúvos, pelo que os resíduos são positivos 24,00 e 22,00, respetivamente. Mas para o nível superior de envelhecimento ativo, o resíduo é negativo (-31,00) devido aos valores esperados das células serem mais elevados do que o valor observado. Inversamente, o valor observado é inferior ao valor esperado para o nível inferior e moderado de envelhecimento ativo dos idosos casados, pelo que os resíduos são negativos -25,00 e -20,00, respetivamente. Mas para o nível superior de envelhecimento ativo, o resíduo é positivo (32,00) devido aos valores esperados da célula serem inferiores ao valor observado para os idosos casados. Estas diferenças são significativas (p<0,05) a um nível de significância de 5% e implicam uma associação significativa entre o estado civil e o nível de envelhecimento ativo.

O estudo mostra também a associação significativa entre o número de doenças e o nível de envelhecimento ativo (χ^2 =132,533, df= 12, p<0,05) sob a hipótese nula de que não existe associação entre o número de doenças e o nível de envelhecimento ativo. No caso de 2 ou mais doenças, o resíduo positivo (58,25) do nível inferior de envelhecimento ativo e no nível superior de envelhecimento ativo o resíduo é negativo (-73,75) o que prova uma associação significativa para quem tem 2 ou mais doenças. No caso de 1 doença, a diferença celular é significativa no nível inferior (-28,25) e superior moderado (17,75) de envelhecimento ativo. Verifica-se também que o valor p exato mostra uma diferença significativa entre o valor observado e o valor esperado de ausência de doença no caso de um nível de envelhecimento ativo inferior, moderado e superior moderado. Inversamente, o resíduo é positivo (72,00), o que resulta de uma diferença significativa entre o valor esperado e o valor observado dos idosos que não têm doença e que obtiveram o nível superior de envelhecimento ativo.

A partir da Tabela 4.2.11, o valor do qui-quadrado (χ^2 =154,992, df= 12, p<0,05) indica uma associação significativa entre o nível de felicidade e o nível de envelhecimento ativo. Um estudo mais aprofundado do qui-quadrado significativo entre o nível de felicidade e o nível de envelhecimento ativo indica que, para os menos felizes (1 a 5), o resíduo é positivo (37,00) no caso do nível inferior de envelhecimento ativo, mas no caso do nível superior e superior moderado, os resíduos são negativos (-15,00) em ambos os casos. Também no caso do nível de Felicidade (5 a 6), o resíduo bruto é positivo (19,00) no caso do nível moderado e negativo (-30,00) no caso do nível superior de envelhecimento ativo. Não há diferença significativa no nível de Felicidade (7), mas para o nível de Felicidade do idoso mais feliz (8 a 10) o valor esperado é superior ao observado nos níveis inferior (-36,00) e moderado (-17,00), mas para o nível superior de envelhecimento ativo o resíduo é positivo (39,00). Para estas diferenças significativas entre células, a associação global é significativa.

5.3 Recomendação política

Centrando-se na população idosa e nos seus percursos de vida, o risco iminente do envelhecimento da população requer algumas implicações políticas para enfrentar os desafios. É necessário empregar vários estudos no contexto da população idosa no que diz respeito à sua perspetiva pessoal, social, médica e de saúde, psicológica, económica, de relação social e de voluntariado. Este estudo apontou as seguintes recomendações

1. O estudo sobre os idosos e a sua participação ativa em diferentes sectores de um país deve ser incluído numa das principais correntes da elaboração de políticas.

2. Para que as pessoas idosas tenham uma qualidade de vida de alto nível e para assegurar o desenvolvimento global da sociedade idosa, é indispensável elaborar algumas políticas e regulamentos sobre o envelhecimento ativo no Bangladesh.

3. Tendo em conta a sua saúde, tanto mental como física, devem ser implementados programas e elaboradas leis com base na sua segurança social e no apoio a uma vida saudável e bem sucedida.

4. O índice de envelhecimento ativo é muito baixo no nosso país do que na Tailândia (Haque, et al., 2016) e em Portugal (Paul et. al., 2012). Por conseguinte, os decisores políticos

devem considerar seriamente este facto na elaboração de políticas e devem ser implementadas várias políticas para melhorar o nível dos idosos.

5. O estudo recente também mostrou uma pontuação significativamente mais baixa no índice das mulheres. Por conseguinte, os decisores políticos devem manter-se atentos à forma de alcançar a equidade para os idosos do sexo masculino e feminino.

6. O número de doenças (comorbilidade ou multimorbilidade) ou o estado de saúde da população idosa podem constituir um dos principais obstáculos à melhoria do envelhecimento ativo no país. Assim, os decisores políticos devem preocupar-se mais profundamente com a saúde e o apoio médico à população idosa.

7. O governo deve tomar medidas para alcançar um nível mais elevado de índice de envelhecimento ativo dos idosos e as políticas e programas necessários devem ser implementados para aumentar o envelhecimento ativo, tendo em conta a qualidade e o nível de vida.

O envelhecimento é uma questão reconhecida internacionalmente e constitui um desafio para cada país. O envelhecimento de um país enfrenta muitos problemas, mas a adoção das medidas e implicações necessárias pode minimizar a taxa de risco do problema que se avizinha. E antes de adotar quaisquer políticas consideráveis, os decisores políticos, os organismos governamentais e as agências não governamentais devem conhecê-las e mantê-las actualizadas para enfrentar os desafios necessários. Uma vez que o Bangladesh se aproxima de um país semi-desenvolvido, não é assim tão difícil atingir o nível desejado de envelhecimento ativo, mas uma gestão adequada das políticas e dos programas pode reduzir o grau de obstáculos.

5.4 Recomendação para um estudo mais aprofundado

Este estudo constitui um primeiro passo para o enquadramento da política de envelhecimento ativo dos idosos no Bangladesh. No estudo, tenta-se mostrar o processo de construção do nível de envelhecimento ativo através da sua variável indicadora relevante. No estudo recente, muitas variáveis revelaram cargas factoriais e comunalidades baixas. Isto pode ter acontecido devido à falta de seleção e nivelamento adequados das variáveis ou pode ser necessária uma escala de medição diferente. Por isso, este estudo recomenda que os idosos sejam estudados numa escala de medida diferente ou que sejam utilizadas variáveis diferentes. A análise exploratória dos factores não é suficiente e é necessária uma análise confirmatória para confirmar o modelo. A modelação de equações estruturais é necessária para obter mais conclusões. Este estudo construiu um modelo baseado no quadro da OMS-2002 numa perspetiva cultural diferente da dos países desenvolvidos, pelo que o modelo construído é bastante diferente do modelo real. Tal deve-se à falta de seleção adequada das variáveis, mas é evidente que o quadro do envelhecimento ativo é diferente em diferentes culturas, géneros e outras perspectivas, ou seja, na Tailândia e em Portugal. A amostra do estudo foi selecionada a partir de diferentes bairros da cidade de Rajshahi. Sugere-se ainda um estudo transnacional sobre o envelhecimento ativo e a avaliação da qualidade de vida dos idosos para avaliar o cenário atual do país e é necessário manter actualizada a informação sobre os idosos. O estudo mostra igualmente a diferença entre o envelhecimento ativo e o sexo, a idade, o nível de instrução, o estado civil, o número de doenças e o nível de felicidade. Os valores post hoc chi e exact-p são também apresentados para associações específicas no nível de envelhecimento ativo. Sugere-se que as variáveis sobre as instalações médicas e de saúde, a contribuição económica e social das pessoas idosas sejam devidamente avaliadas.

BIBLIOGRAFIA

Ala-Mutka, K., Malanowski, N., Punie, Y., & Cabrera, M. (2008). Envelhecimento ativo e o potencial das TIC para a aprendizagem. Instituto de Estudos de Prospetiva Tecnológica (IPTS).

Ann Bowling, & Steve Iliffe. (2011). Psychological approach to successful ageing predicts future quality of life in older adults. Health and Quality of Life Outcomes, 9(1). Retirado de http://www.hqlo.com/content/9/1/13

Anstey, K., & Christensen, H. (2000). Education activity, health, blood pressure and apoipoprotein E as predictors of cognitive change in old age: a review. Gerontology, 46(3), 163-177.

Atchley, R. C. (1989). A continuity theory of normal aging. The gerontologist, 29(2), 183-190.

Atchley, R. C. (1971). Retirement and leisure participation: Continuity or crisis? The Gerontologist, 11(1_Part_1), 13-17.

Avramov, D., & Maskova, M. (2003a). *Envelhecimento ativo na Europa* (Vol. 2). Conselho da Europa.

Avramov, D., & Maskova, M. (2003b). *Envelhecimento ativo na Europa. Vol. 1: ...* Strasbourg: Council of Europe Publ.

BBS (2011) - Censo da população do Bangladesh, 2001, relatório do censo nacional.

    (2011) Estatísticas distritais, distrito de Rajshahi, junho de 2011.

    (2011) Recenseamento da População e da Habitação.

    (2013) Statistical year book of Bangladesh, Relatório anual, 2013.

    (2014) Inquérito sobre o estado de saúde e morbilidade.

    (2017) Política demográfica do Bangladesh.

Barikdar, A., Ahmed, T., & Lasker, S. P. (2016). The situation of the elderly in Bangladesh (A situação dos idosos no Bangladesh). Bangladesh Journal of Bioethics, 7(1), 27-36.

Basch, P. F. (1999). *Textbook of international health*. Oxford University press, EUA

Beavers, A. S., Lounsbury, J. W., Richards, J. K., Huck, S. W., Skolits, G. J., & Esquivel, S. L. (2013). Considerações práticas para o uso da análise fatorial exploratória na pesquisa educacional. *Avaliação prática, investigação e avaliação, 18.*

Berkman, L. F., Glass, T., Brissette, I., & Seeman, T. E. (2000). Da integração social à saúde: Durkheim in the new millennium. *Social science & medicine,* 51(6), 843-857.

Birren, J. E. (1964). The psychology of aging.

Birren, J. E., & Cunningham, W. R. (1985). Research on the psychology of aging: Princípios, conceitos e teoria.

Boudiny, K. (2013). "Envelhecimento ativo": da retórica vazia ao instrumento político eficaz. *Ageing & Society, 33(6),* 1077-1098.

Boudiny, K., & Mortelmans, D. (2011). Uma perspetiva crítica: para uma compreensão mais ampla do envelhecimento ativo". E-journal of applied psychology, 7(1), 8-14.

Bowling, A., & Iliffe, S. (2006). Que modelo de envelhecimento bem sucedido deve ser utilizado? Baseline findings from a British longitudinal survey of ageing. Age and Ageing, 35(6), 607-614.

Bowling, A. (2009). Perceptions of active ageing in Britain: divergences between minority ethnic and whole population samples (Percepções do envelhecimento ativo na Grã-Bretanha: divergências entre amostras de minorias étnicas e de toda a população). *Age and Ageing,*

38(6), 703-710. https://doi.org/10.1093/ageing/afp175

Bowling, A., & Iliffe, S. (2011). Psychological approach to successful ageing predicts future quality of life in older adults. Health and Quality of Life Outcomes, 9(1), 13.

Butler, R. N., & Gleason, H. P. (1985). Productive aging. Springer Pub. Co.

Buys, L., Boulton-Lewis, G., Tedman-Jones, J., Edwards, H., Knox, M., & Bigby, C. (2008). Questões relacionadas com o envelhecimento ativo: Percepções de pessoas idosas com deficiência intelectual ao longo da vida. *Australasian Journal on Ageing, 27*(2), 67-71.

Caprara, M., Molina, M. Á., Schettini, R., Santacreu, M., Orosa, T., Mendoza-Núñez, V. M., Fernández-Ballesteros, R. (2013). Promoção do envelhecimento ativo: Resultados do Programa de *Envelhecimento Vital*. *Current Gerontology and Geriatrics Research*, 1-14. https://doi.org/10.1155/2013/817813

Child, D. (2006). *O essencial da análise de factores*. A&C Black.

Costello, A. B., & Osborne, J. W. (2005). Melhores práticas em análise fatorial exploratória: Quatro recomendações para tirar o máximo partido da sua análise. *Practical Assessment, Research & Evaluation, 10*(7), 1-9.

Covey, H. C. (1981). Uma reconceptualização da teoria da continuidade: Some preliminary thoughts. The Gerontologist, 21(6), 628-633.

Cowgill, D. (1974). Envelhecimento e modernização: uma revisão da teoria. Later Life: Community and Environmental Policies.

Crandall, R. (1980). Motivations for leisure. Journal of leisure research, 12(1), 45.

Cumming, E. (1963). Further thoughts on the theory of disengagement. International Social Science Journal, 15(3), 377-393.

Cumming, E., & Henry, W. E. (1961). Growing old, the process of disengagement. Livros básicos.

Diener, E. (1984). Subjective well-being. Psychological bulletin, 95(3), 542.

Dowd, J. J. (1975). Aging as exchange: A preface to theory. Journal of Gerontology, 30(5), 584-594.

Rahman, D. Ageing and Social Policy: A comparative Analysis between Britain and Bangladesh.

Fabrigar, L. R., Wegener, D. T., MacCallum, R. C., & Strahan, E. J. (1999). Evaluating the use of exploratory fator analysis in psychological research. *Psychological Methods*, 4(3), 272.

Fernández-Mayoralas, G., Rojo-Pérez, F., Martínez-Martín, P., Prieto-Flores, M. E., Rodríguez-Blázquez, C., Martín-García, S., ... & Forjaz, M. J. (2015). Envelhecimento ativo e qualidade de vida: fatores associados à participação em atividades de lazer entre idosos institucionalizados, com e sem demência. Envelhecimento e saúde mental, 19(11), 1031-1041.

Foster, L., & Walker, A. (2015). Envelhecimento ativo e bem-sucedido: uma política europeia perspetiva. *TheGerontologist*, *55*(1), 83-90. https://doi.org/10.1093/geront/gnu028

Fried, L.P., Carlson, M. C., Freedman, M., Frick, K. D., Glass, T. A., Hill, J., ...& Wasik, B. A. (2004). Um modelo social de promoção da saúde para uma população envelhecida: Initial evidence on the Experience Corps model. *Journal of Urban Health,* 81(1), 64-78.

Godfrey, M., & Townsend, J. (2008). Pessoas idosas em transição da doença para a saúde: trajectórias de recuperação. *Qualitative Health Research, 18*(7), 939-951.

Godfrey, M., & Denby, T. (2004). Depression and older people: towards securing wellbeing in later life. Policy Press.

Godfrey, M., Townsend, J., & Denby, T. (2004). Construir uma boa vida para as pessoas idosas nas comunidades locais: The experience of ageing in time and place. Fundação Joseph Rowntree.

Harman, H. H. (1976). *Modern fator analysis*. University of Chicago Press.

Havighurst, R. J. (1968). Personality and patterns of aging. The Gerontologist, 8(1_Part_2), 20-23.

Haque, M. N. (2016). Nível de envelhecimento ativo das pessoas idosas: Comparação regional na Tailândia. *Journal of Aging Research*, *2016*, 1-9. https://doi.org/10.1155/2016/9093018

Haque, M. N., Soonthorndhada, K., Hunchangsith, P., & Kanchanachitra, M. (2016). Nível de envelhecimento ativo na Tailândia: uma comparação entre idosos do sexo feminino e masculino. *Journal of Health Research*, *30*(2), 99-107.

Henson, R. K., & Roberts, J. K. (2006). Utilização da análise fatorial exploratória na investigação publicada: Common errors and some comment on improved practice. *Educational and Psychological Measurement*, *66*(3), 393-416.

Herzog, A., Franks, M. M., Markus, H. R., & Holmberg, D. (1998). Actividades e bem-estar na velhice: Effects of self-concept and educational attainment. Psychology and aging, 13(2), 179.

Hochschild, A. R. (1975). Teoria da desvinculação: A critique and proposal. American Sociological Review, 553-569.

Holt-Lunstad, J., Smith, T. B., & Layton, J. B., (2010). Social relationship and mortality risk: a meta analytic review. *PLoS medicine*, 7(7), e1000316

Huxhold, O., Fiori, K. L., & Windsor, T. D. (2013). A interação dinâmica das caraterísticas da rede social, bem-estar subjetivo e saúde: Os custos e benefícios da seletividade socio-emocional. Psicologia e Envelhecimento, 28(1), 3.

James Baglin. (2014). Melhorando sua análise de fator expolatório para dados ordinais: Uma demonstração usando FACTOR. *Practical Assessment, Research & Evaluation*, *19* (5), 1-15.

K. M. Mustafizur Rahman, Muntasir Ibn Mohsin, & Ismail Tareque. (2009). Trends of Population Ageing from 1950-2050: A Comparative Study Between Bangladesh and World. *Jornal de Ciências Sociais do Paquistão*, *6*(1), 6-10.

Kabir, M., Amin, R., Ahmed, A. U., & Chowdhury, J. (1994). Factors affecting desired family size in Bangladesh. *Journal of Biosocial Science*, *26*(3), 369-395.

Kabir, M. H. (1987). Aged people in Bangladesh: facts and prospects. *Rural Demography*, *14*(1-2), 53-59.

Kalache, A., & Gatti, A. (2003). Envelhecimento ativo: um quadro político. *Advances in Gerontology= Uspekhi Gerontologii*, *11*, 7-18.

Kalache, Alexandre, Aboderin, I., & Hoskins, I. (2002). Compression of morbidity and active ageing: key priorities for public health policy in the 21st century. *Boletim da Organização Mundial de Saúde*, *80*(3), 243-244.

Kendig, H., Browning, C. J., Thomas, S. A., & Wells, Y. (2014). Influências da saúde, estilo de vida e género no bom envelhecimento: uma análise longitudinal australiana para orientar a promoção da saúde. Frontiers in public health, 2, 70.

Kline, P. (2014). *Um guia fácil para a análise de factores*. Routledge.

Lee, S. J., & Song, M. (2015). [Envelhecimento bem-sucedido de adultos mais velhos coreanos com base no modelo de Rowe e Kahn: A Comparative Study According to the Use of Community Senior Facilities]. *Journal of Korean Academy of Nursing*, *45*(2), 231-239.

https://doi.org/10.4040/jkan.2015.45.2.231

Lui, C. W. Everingham, Jeni Warburton, Michael Cuthilland Helen Bartlett. "O que torna uma comunidade amiga da idade: A review of International literature". Australasian journal on ageing, 28(3), 116-121

Madero-Cabib, I., & Kaeser, L. (2016). Quão voluntária é a vida do envelhecimento ativo? A lifecourse study on the determinants of extending careers. *European Journal of Ageing, 13*(1), 25-37.

Malanowski, N., Ozcivelek, R., & Cabrera, M. (2008). Envelhecimento ativo e serviços de vida independente: o papel das tecnologias da informação e da comunicação. *European Communitiy*, 39.

Menec, V.H. (2003). A relação entre as actividades quotidianas e o envelhecimento bem sucedido: Um estudo longitudinal de 6 anos. *The journal of Gerontology Series B: Psychological Sciences and Social Sciences,* 58(2), S74-S82.

Monitorização da saúde para os ODS: objectivos de desenvolvimento sustentável. (2017). Genebra: Organização Mundial da Saúde.

Montross, L. P., Depp, C., Daly, J., Reichstadt, J., Golshan, S., Moore, D., ... & Jeste, D. V. (2006). Correlatos de envelhecimento bem-sucedido auto-avaliado entre adultos mais velhos que vivem na comunidade. The American Journal of Geriatric Psychiatry, 14(1), 43-51.

Mostafa, G., & van Ginneken, J. K. (2000). Trends in and determinants of mortality in the elderly population of Matlab, Bangladesh (Tendências e determinantes da mortalidade na população idosa de Matlab, Bangladesh). Social science & medicine, 50(6), 763771.

Paúl, C., Ribeiro, O., & Teixeira, L. (2012). Envelhecimento Ativo: Uma abordagem empírica ao modelo da OMS. *Current Gerontology and Geriatrics Research, 2012,* 1-10. https://doi.org/10.1155/2012/382972

Pinquart. M., & Sorensen, S. (2001). Gender differences in self-concept and psychological well-being in old age: A meta-analysis. The journal of Gerontology Series B: Psychological sciences and social sciences, 56(4), 195-213.

PRB (2017) Gabinete de Referência da População. Sítio Web Disponível em https//:prb.org.country_profile_bangladesh_overview.

Ranzijn, R. (2010). Envelhecimento ativo - Outra forma de oprimir os idosos marginalizados e desfavorecidos? Os idosos aborígenes como um estudo de caso. *Jornal de Psicologia da Saúde, 15*(5), 716-723.

Riley, M. W., Johnson, M., & Foner, A. (Eds.). (1972). Aging and society, Volume 3: A sociology of age stratification. Fundação Russell Sage.

Riley, M. W., & Waring, J. (1976). Age and aging. Contemporary social problems. NY, Harcourt Brace Jovanovich.

Rose, A. M., & Peterson, W. A. (Eds.). (1965). As pessoas idosas e o seu mundo social: The sub-culture of the aging. FA Davis Company.

Rosso, A. L., Taylor, J. A., Tabb, L. P., & Michael, Y. L., (2013). Morbidade, incapacidade e engajamento social em adultos mais velhos. *Journal of ageing and health*, 25(4), 617637.

Rowe, J. W., & Kahn, R. L. (1997). Successful aging. *The Gerontologist, 37*(4), 433-440.

Russell Kabir, Hafiz T. A. Khan, Mohammad Kabir, & M Twyeafur Rahman. (2013). ENVELHECIMENTO DA POPULAÇÃO NO BANGLADESH E SUA IMPLICAÇÃO NOS CUIDADOS DE SAÚDE. *Jornal Científico Europeu, 9*(33), 34-47.

Sidorenko, A., & Zaidi, A. (2013). Envelhecimento ativo nos países da CEI: Semantics, Challenges, and Responses. *Current Gerontology and Geriatrics Research, 2013,* 1-17.

https://doi.org/10.1155/2013/261819

Springer, M. V., McIntosh, A. R., Winocur, G., & Grady, C. L. (2005). THe relation between brain activity during memory task and years of education in young and older adults. Neurology, 19(2), 181.

Stenner, P., McFarquhar, T., & Bowling, A. (2011). As pessoas idosas e o "envelhecimento ativo": Subjective aspects of ageing actively. *Journal of Health Psychology*, *16*(3), 467477.

Tareque, M. I., Ahmed, M. M., Tiedt, A. D., & Hoque, N. (2014). Pode um índice de envelhecimento ativo (AAI) fornecer informações sobre como reduzir o abuso de idosos? Um estudo de caso no distrito de Rajshahi, Bangladesh. *Archives of Gerontology and Geriatrics*, *58*(3), 399-407. https://doi.org/10.1016/j.archger.2013.11.003

Tareque, M. I., Hoque, N., Islam, T. M., Kawahara, K., & Sugawa, M. (2013). Relações entre o Índice de Envelhecimento Ativo e a Expectativa de Vida Livre de Incapacidade: Um estudo de caso no distrito de Rajshahi de Bangladesh. *Canadian Journal on Aging = La Revue Canadienne Du Vieillissement*, *32*(4), 417-432. https://doi.org/10.1017/S0714980813000494

Tareque, M. I., Saito, Y., & Kawahara, K. (2015). Expectativa de vida saudável e os correlatos da saúde autoavaliada em Bangladesh em 1996 e 2002. *BMC Public Health*, *15*, 312. https://doi.org/10.1186/s12889-015-1640-6

Toepoel, V. (2013). Ageing, leisure, and social connectedness: how could leisure help reduce social isolation of older people? Social indicators research, 113(1), 355372.

Nações Unidas, Departamento de Assuntos Económicos e Sociais, Divisão da População (2017). População mundial. Envelhecimento 2017 - Destaques, 2017

Van Malderen, L., De Vriendt, P., Mets, T., & Gorus, E. (2016). Envelhecimento ativo no lar de idosos: um estudo na Flandres, Bélgica. Revista Europeia do Envelhecimento, 13(3), 219-230.

Walker, A. (2002). A strategy for active ageing. *International Social Security Review*, *55*(1), 121-139.

Walker, A. (2008). Commentary: The emergence and application of active aging in Europe. *Journal of Aging & Social Policy*, *21*(1), 75-93.

Warburton, J., Le Brocque, R., & Rosenman, L. (1998). Older people-The reserve army of volunteers? An analysis of volunteerism among older Australians. The International Journal of Aging and Human Development, 46(3), 229-245.

Organização Mundial de Saúde. (2002). Envelhecimento ativo: A Policy Framework.

Organização Mundial da Saúde (Ed.). (2015). Relatório mundial sobre envelhecimento e saúde. Genebra, Suíça: Organização Mundial da Saúde.

Envelhecimento da população mundial 2017 - Destaques. (2017). Nações Unidas, Departamento de Assuntos Económicos e Sociais, Divisão da População (2017).

Yong, A. G., & Pearce, S. (2013). Um guia para iniciantes em análise fatorial: Focando na análise fatorial exploratória. *Tutoriais em Métodos Quantitativos para Psicologia*, *9*(2), 79-94.

Zaidi, A., Gasior, K., Hofmarcher, M. M., Lelkes, O., Marin, B., Rodrigues, R., ... & Zolyomi, E. (2013). Índice de envelhecimento ativo 2012. Concept, Methodology, and Final Results, Research Memo-randum, Methodology Report, Centro Europeu de Viena. Disponível em.

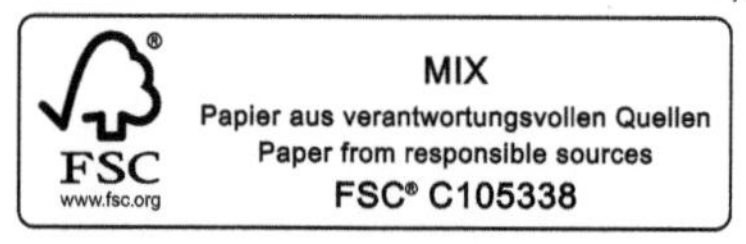

Printed by Books on Demand GmbH, Norderstedt / Germany